CÓMO CRIAR HIJOS SANOS...
A PESAR DE SU MÉDICO

Todo lo que necesita saber para mantener sanos y fuertes a sus hijos sin necesidad de intoxicarle con medicamentos.

Adolfo Pérez Agustí

Indefensos, sin experiencia y dependientes en extremo de los adultos, los niños deberían contar con la protección serena y eficaz de los pediatras, pero como a lo largo de este libro veremos, su intervención es más perjudicial que beneficiosa. Basados en criterios médicos estandarizados y asumiendo siempre que lo que han estudiado es correcto, el especialista en niños (edad que ahora abarca desde el nacimiento hasta los 14 años) no se cuestiona las razones por las cuales la mayoría de los niños padecen las mismas enfermedades una y otra vez. Tampoco es capaz de admitir que no existen enfermedades crónicas, sino enfermedades no resueltas, la mayoría de ellas por no saber la causa real de su inicio. Del mismo modo, denominan como "enfermedades genéticas" a aquellas que también han padecido alguno de los padres, cuando en muchos casos se trata solamente de enfermedades adquiridas después del nacimiento. Si los padres padecen una enfermedad causada por repetidos errores en su forma de vivir o comer, su hijo con seguridad también la padecerá.

Pero los padres, asustados por los cientos de mensajes que le obligan psicológicamente a poner incondicionalmente la salud de sus hijos en el médico, no intentan ni siquiera superficialmente aprender medicina elemental, ni siquiera el concepto de alimentación saludable, pues las frases "consulte a su médico", "no se automedique", son tan reiterativas que le anulan cualquier capacidad de raciocinio sereno.

Convertida así casi toda la población mundial en sumisos pacientes y fieles creyentes de los múltiples beneficios que la medicina química dice tener, no intentan ni siquiera someramente pensar por sí mismos en cuestiones de salud. Y si acaso se atreven a contradecir, aunque sea de modo suave y sutil, al pediatra en una de las consultas "obligatorias", se encontrarán con la réplica inmediata del galeno, quien seguramente le preguntará irónico: "¿Es usted médico?" Obviamente la mayoría de los padres no son médicos titulados, pero tampoco son personas con tal retraso mental que no puedan entender porqué las personas enferman. Y si deciden no hacerle caso cuando la salud de su hijo no acaba de mejorar después de largas y peligrosas terapias, se encontrará con serias amenazas incluso legales, insistiéndole que con la salud de los niños "no se juega". Advertencia inútil, pues esa es precisamente la razón por la cual ese padre está cuestionando la eficacia de su médico.

Pero si los padres de un niño deciden, gracias a sus conocimientos, seguir los dictados de la medicina natural se encontrarán con el rechazo incluso de su propia familia y en ocasiones de los amigos. Siempre habrá alguien que les advierta de "los peligros de las plantas medicinales", sin distinción, y les contarán que hubo un amigo que se puso a tratamiento con un naturópata sin resultado positivo a los quince días. "Lo único que hizo fue sacarle el dinero", le advierten, como si los médicos alópatas trabajasen gratis cuando no son capaces de curar a un enfermo. Y es que la benevolencia que tiene la sociedad en general con la medicina química es la cara opuesta a la exigencia que demandan a la medicina natural. En aquellos se perdonan los errores (son humanos, dicen), pero en los naturópatas no se pasa una, olvidando que si los hospitales tienen una morgue es porque los enfermos se mueren allí con suma frecuencia; aunque en estos casos se culpa de ello a que "la enfermedad estaba muy extendida", frecuentemente a que "no llegamos a tiempo", a que "somos mortales" o a que el pobre enfermo se murió a pesar de que los médicos hicieron "todo lo humanamente posible" para salvarle.

La mayoría de las personas creen que la eficacia de un médico está en el entorno, en la consulta, siendo habitual que acudan a un médico privado en lugar de a la consulta de la Seguridad Social, en la creencia de que será atendido mejor y con mayor eficacia. Confunden amabilidad y tiempo disponible con eficacia, pero ningún médico es más sabio por el hecho de cobrar 100 euros por una simple consulta médica de apenas 30 minutos. Tampoco hacen a nadie más sabio los títulos, ni siquiera las largas esperas para que un médico popular se digne atendernos.

El problema, amigo lector, está en el origen de la fuente del conocimiento, las Facultades de Medicina, y no en el médico mismo. Allí los alumnos deben estudiar libros escritos por supuestamente prestigiosos doctores en medicina, pero si esos libros están plagados de errores, los alumnos, miles de ellos, saldrán licenciados con conceptos equivocados que luego pagarán sus pacientes. Es más, ir en contra de esos postulados puede significar la expulsión del cuerpo médico, y el desprestigio anexo.

Lo cierto es que supone un milagro el que los niños consigan crecer aparentemente sanos año tras año, y me atrevería a asegurar que eso lo consiguen a pesar de los médicos, empeñados en llenarle el cuerpo de medicamentos desde que nacen. Han perdido tanto el miedo a los medicamentos que los administran sin ningún temor, convencidos de que los efectos secundarios admitidos por los laboratorios son pura anécdota y que el pequeño enfermo no tendrá ningún problema con ellos. Afortunadamente el metabolismo de los niños es tan intenso y vivaz que son capaces de sobrevivir a toda clase de errores, incluidos aquellos que los propios padres ejercen por mala información. No soy muy creyente, pero empiezo a darme cuenta que debe existir ese ángel de la guarda que dicen tienen todos los niños.

Y si los errores con la salud física de los niños son cotidianos y en ocasiones graves, imagínense lo que estaremos haciendo con su psiquismo, especialmente cuando todavía no saben hablar, razonar o increpar. Incluso cuando rechazan enérgicamente una medicación por dolorosa o desagradable, o cuando se niegan tozudamente a comer judías con chorizo, los padres insisten en dárselas porque su pediatra así lo ha decidido, en la creencia de que el instinto conservador del pequeño no es tan valioso como la prescripción médica.

Los niños ni son tontos ni por supuesto insensibles, padeciendo y disfrutando de la vida igual que los adultos, aunque para nosotros sus problemas no tengan importancia y creamos que con un beso lo solucionamos todo. Pero estos pequeños humanos están sujetos a depresiones, temores e inapetencias con mayor frecuencia que los adultos, y necesitan mayor paciencia y comprensión que los demás miembros de la familia. Junto a los abuelos, son los más indefensos de la sociedad. Nuestros hijos, que viven mentalmente en su pequeño e importante mundo, tienen su salud pendiente de un hilo, siempre manejada por los adultos. Por tanto, no les hagamos nosotros unos infelices utilizando medicinas que le causan más daño que la propia enfermedad que estamos intentando curarles.

Como los perros que acuden a la consulta de un veterinario, los niños tienen horror al pediatra, presintiendo que allí les harán daño (es por tu bien –les aseguran los padres-). ¿Cómo es posible que sigamos admitiendo que para curar un mal debamos ocasionar otro mal? ¿Por qué una medicina tan incruenta y dolorosa sigue estando tan protegida por los gobiernos de todo el mundo? Quizá piense que no tenemos otra, pero esto no es cierto, y este libro es un ejemplo de ello. Del mismo modo que hace siglos la Inquisición Católica impidió la práctica de cualquier otra religión, la medicina química ha impuesto su ley, no permitiendo que nadie pueda decidir por sí mismo en cómo y con quién quiere cuidar su salud, ni mucho menos la de sus hijos. ¿Qué podemos esperar de una medicina que está protegida por el Estado a través del Ministerio de Sanidad, si tenemos en cuenta que éste está dirigido por médicos y farmacéuticos? Han impuesto su ley, su única forma de curar, y han efectuado un lavado de cerebro a la población y a los políticos para que les apoyen incondicionalmente.

Antes de seguir, le voy a decir algunas cosas importantes:

No es imprescindible que lleve a su hijo al pediatra para "que le vea".

Su hijo no se va a morir si no le lleva periódicamente.

Las vacunas no son obligatorias, sino solamente recomendadas.

Los niños vacunados no están más sanos que los no vacunados.

Los padres deberían saber más sobre el estado de salud de sus hijos que el pediatra.

Mantener a su hijo sano no es más difícil que mantenerse usted.

No efectúe radiografías a su hijo salvo en casos muy graves.

No le bañe en agua caliente durante más de 10 minutos.

Mantenga el dormitorio de su hijo perfectamente ventilado todo el año.

Bajo ningún concepto, ponga humidificadores en su dormitorio mientras duerme.

CAPÍTULO 1

LA VACUNACIÓN INFANTIL

Desde que en 1885 Louis Pasteur confirmara los efectos beneficiosos de la vacuna contra la rabia que había descubierto, millones de personas de todo el mundo parecen haberse beneficiado de este asombroso descubrimiento. Los mecanismos de acción nos parecen ahora simples, pues nos inoculan miles de gérmenes atenuados o muertos (antígenos), los cuales deben movilizar las defensas orgánicas de nuestro cuerpo para que elaboren anticuerpos específicos contra las mismas bacterias que hemos recibido. Gracias a este razonable sistema, la Humanidad ha visto disminuida la incidencia de epidemias que antaño han sembrado las ciudades de cadáveres. Sin embargo, después de más de un siglo de aplicación masiva a millones de personas, no existe ni un solo estudio científico a nivel mundial que investigue los posibles efectos secundarios a medio o largo plazo. Por razones que se nos antojan puramente comerciales, solamente se nos relatan algunos pequeños efectos secundarios inmediatos, como fiebre, malestar y alguna pequeña molestia local. Esta bula que tienen las vacunas no la poseen el resto de los medicamentos, pues cualquiera de ellos está sujeto a cientos de controles médicos, con los cuales se trata de investigar cualquier efecto adverso a largo plazo, incluso a nivel genético. Y si en un adulto un medicamento puede ocasionar problemas serios, piensen ahora en un bebé de apenas seis meses, a quien se le ha inyectado en ese pequeño espacio de tiempo 5 vacunas diferentes, cada una de ellas con dos dosis más de recuerdo en un intervalo de dos meses cada una. Nada menos que 15 pinchazos en total, para un organismo que ni siquiera saber hablar. Con el paso del tiempo, un chico de apenas 16 años habrá recibido nada menos que un total de 13 vacunas distintas y un total de 26 pinchazos (30 en algunos países), cada uno de los cuales conteniendo miles de gérmenes, cualquiera de ellos sumamente peligroso por separado. Y eso, sin contar con los medicamentos que habrán sido recetados por su pediatra.

Estas son las vacunas empleadas actualmente hasta los 16 años:

DTP: Difteria, tétanos, tos ferina (la *acelular* emplea células enteras)
VP: Poliomielitis
HIB: Haemophilus influenzae B
TV: Triple vírica (Sarampión, Rubéola, Parotiditis)
QV: Quíntuple vírica (difteria, tosferina, tétanos, hepatitis B y *Haemophylus influenzae* del grupo B. Ésta última protege contra la meningitis).
HB: Hepatitis B. También existe una contra la Hepatitis A y B.
MEN C: meningitis conjugada C
TD: Tétanos, Difteria
Además: Varicela a los 10-11 años

Están en estudio para su aplicación sistemática, las siguientes vacunas:
Rotavirus
VPH: virus papiloma humano
PPV23: Vacuna neumocócica
Contra el estafilococo dorado (aureus)
Gripe (Influenza)

NOTAS:
El principal cambio del calendario de vacunaciones sistemáticas es la sustitución de la vacuna antipoliomielítica oral trivalente (VPO) por la vacuna antipoliomielítica inactivada (VPI).

Se prorroga la administración de la vacuna de la hepatitis B junto con la hepatitis A, según un programa piloto en las escuelas dirigido a los niños de sexto de primaria.

Los pediatras recomiendan la administración de la vacuna conjugada para la infección neumocócica, la vacuna de la varicela y la tos ferina en adolescentes.

A la vista de este calendario, las personas deberían quedar horrorizadas de tanta medicación, pero en lugar de ello están convencidas de que es lo mejor que pueden hacer por sus hijos. Si sumamos estas vacunas a la medicación habitual que recibirán los niños hasta llegar a la adolescencia, nos encontramos con organismos plenamente intoxicados a una edad en la cual todo el sistema está aún en crecimiento. Las consecuencias las pagarán con seguridad, no solamente en su niñez, sino posteriormente en la madurez, padeciendo enfermedades que le amargarán la existencia.

13

Aunque estas conclusiones nos deberían hacer reflexionar (les puedo asegurar que hay miles de personas que piensan como yo, incluidos muchos médicos de prestigio), no parece haber apenas opiniones oficiales en contra sobre la conveniencia o no de la vacunación a los niños, o si las hay son silenciadas rápidamente. Es más, la psicosis de la población en caso de epidemias es intensa, reclamando con energía y hasta violencia que les vacunen a ellos y sus hijos, pues están convencidos de que morirán a los pocos días infectados si no es así. Cuando se declara un caso de meningitis en una población, los padres acuden temerosos y rápidamente al pediatra para que vacunen a sus hijos, ya que están convencidos de que se les morirán ese mismo día, quizá en una esquina o viendo la televisión.

Pero alguien ha comenzado a perder el miedo a decir lo que sabe y numerosos médicos de todo el mundo dan la voz de alarma: No se puede vacunar masivamente a niños menores de siete años, pues su sistema defensivo es tan inmaduro como ellos, e incapaz de generar esos anticuerpos que las vacunas les demandan. Además, y esto es más grave, nadie sabe el destino de esos miles de gérmenes inoculados (con sus toxinas incorporadas), siendo improbable que desaparezcan sin dejar rastro.

La respuesta inmunológica (las defensas específicas que debe provocar la vacunación), es proporcional a la edad y el peso del recién nacido, estimándose que en los prematuros o de bajo peso esta respuesta es insuficiente para generar anticuerpos suficientes, y si lo consigue no poseen la suficiente memoria inmunológica como para que el efecto perdure. Con esto estamos evaluando su eficacia, pero nos queda el segundo interrogante: ¿Qué ha ocurrido con el precario sistema linfático y hepático de ese recién nacido? ¿Habrá podido resistir sin problemas los miles de bacterias y virus que han invadido su pequeño organismo? Pues si tenemos en cuenta que solamente en EE.UU. cada año se denuncian 14.000 casos por sus efectos secundarios, multipliquemos esa cifra por el resto de la población mundial y quizá comencemos a preocuparnos. Aún más, esas denuncias solamente son por los problemas de salud que se producen durante los días posteriores a la vacunación, pues todavía no hay un seguimiento de los efectos secundarios a largo plazo.

Algunos informes acusan a las vacunas de estar detrás de las muertes prematuras de sus hijos; otros sospechan que existe una relación entre los pinchazos y el espectacular aumento de enfermedades como el autismo, el asma, las alergias, enfermedades autoinmunes o la diabetes. ¿Estamos globalmente en contra de las vacunas? De ningún modo, aunque sí contra las vacunaciones sistemáticas a los niños.

Hay otro dato que también nos produce alarma. Algunas vacunas tienen como excipiente altas dosis de mercurio, tal es el caso de la que se usa contra la hepatitis B, la difteria, tétanos, gripe o meningitis, lo que ya ha ocasionado muchas demandas. Otra sustancia potencialmente peligrosa es el Tiomersal, al que se le culpa del aumento de casos de autismo e hiperactividad infantil.

Al margen de ello, o sumándose a lo dicho anteriormente, insistimos en el dato que más nos preocupa: no existe ningún estudio a largo plazo sobre los efectos secundarios de las vacunas, al menos desde el momento de ponerlas hasta 30 años después. No hay ningún seguimiento, mucho menos a nivel mundial, que pueda garantizar a los ciudadanos que las vacunas que recibieron en su niñez no le estén ocasionando enfermedades graves al llegar a adultos. Los únicos que podrían realizar este seguimiento son los médicos, pero hay dos razones poderosas para no hacerlo:

Una, si se demostrasen efectos negativos ¿cómo podrían justificarse ante sus pacientes?

Dos, ¿cuáles serían las consecuencias económicas para todos los organismos implicados (médicos, laboratorios, sanidad) si se demostrasen efectos negativos en la salud?

Pues esta bula que tienen las vacunas no la poseen el resto de los medicamentos, sujetos a férreos controles durante toda su vida comercial, retirándose del mercado rápidamente ante la aparición de nuevos efectos secundarios. Las vacunas, por las razones antes mencionadas, siguen sin estar sujetas a una observación minuciosa y eso las hace aún más peligrosas. ¿Si nadie exige su vigilancia, para qué hacerla?

Un razonamiento más: hay gente que cree que si no vacuna a sus hijos se les morirá cualquier día, posiblemente de un soplo de aire. Pero piense por un momento en la cantidad de enfermedades y accidentes por las cuales puede morir un niño y se dará cuenta que las vacunas no le pueden cubrir todas estas posibilidades. Si hay vacunas infantiles para 12 enfermedades y hay al menos más de 2.000 causas que pueden ocasionar la muerte de un pequeño, es difícil entender ese relax que tienen los padres de los niños vacunados.

De cualquier modo, no debería vacunar a su hijo en alguna de estas circunstancias:

Niños prematuros cuya supervivencia todavía no esté asegurada.
Niños inmunodeprimidos, sea por enfermedades o tratamiento medicamentoso.
Niños que están a tratamiento de corticoides incluso en forma de aerosol.
Niños receptores de médula ósea.
Niños con cáncer de cualquier tipo.

REACCIONES INDUCIDAS POR LA PROPIA VACUNA, ADMITIDAS POR LOS FABRICANTES

Antes de describir los efectos secundarios comprobados, debo alertar a los padres sobre la creencia de que el médico sabe lo que se hace y que tiene en cuenta la posible aparición de los efectos secundarios. Ningún médico, y eso debe quedarle claro, puede saber si determinada vacuna o medicamento le puede causar un daño serio o irreversible a su hijo. Cada ser humano es único y como tal reacciona de forma particular a cada medicamento, lo mismo que se comporta de manera única ante los problemas de la vida. Por eso, un medicamento inocuo para una persona, puede ser mortal para otra.

El médico suele tener en cuenta las estadísticas referidas a la aparición de los efectos secundarios a corto plazo, pero su intervención comienza cuando estos efectos son manifiestos, nunca de modo preventivo, pues no se puede prever lo imprevisto, por redundante que le parezca este razonamiento. Si todo se complica intentará paliar los daños ocasionados por las vacunas, pero debemos recordar que una vacuna no actúa de modo similar a un medicamento común. Sus efectos son muy variados, en ocasiones a largo plazo, muchos de ellos difíciles de valorar y asociar, ya que hemos inoculado miles de gérmenes en unos segundos, y con ellos sus toxinas, generando por ello efectos difíciles de controlar y evitar. Mientras que la mayoría de los medicamentos tienen una vida en sangre de apenas unas horas, siendo eliminados por los canales normales (piel, orina, heces), los gérmenes inoculados en las vacunas permanecerán años en el interior de ese pequeño humano.

Vamos a describir los efectos secundarios más habituales:

Reacciones locales

- Reacciones locales leves:
Las más habituales son dolor, enrojecimiento, edema y a veces adenopatías activas que aparecen en las primeras 72 horas siguientes a la vacunación y ceden en horas o días sin complicaciones. Con la vacuna DTPe o cualquiera de sus componentes se puede originar enrojecimiento, inflamación, edema o

nódulos, generalmente 48 horas después de su administración, que pueden persistir semanas.

- *Reacciones locales graves:*

Enrojecimiento o inflamación de la zona de inyección más uno de los siguientes signos: edema que sobrepasa la articulación más próxima; dolor, rubor, calor e inflamación de más de tres días de duración o reacción que requiera hospitalización.

También, abscesos, linfadenitis (infección de los ganglios linfáticos), miofascitis (espasmo muscular doloroso) con macrófagos.

Reacciones generales

-Reacciones neurológicas:

Parálisis aguda, Poliomielitis paralítica: Aparición brusca de parálisis flácida generalmente asimétrica que aparece entre el 4° y 30° día posterior a la vacunación de la VPO o entre 4 y 45 días después de haber tenido contacto con un receptor de la vacuna.

Síndrome de Guillain-Barré: Aparición brusca de parálisis flácida ascendente y rápidamente progresiva con pérdida de la sensibilidad y disociación albúmino-citológica en el líquido cefalorraquídeo.

Encefalopatía: Aparición brusca, hasta los 15-30 días posteriores a la vacunación de una enfermedad de apariencia grave, relacionada temporalmente con la vacunación y caracterizada por: convulsiones, alteración del nivel de conciencia o cambios de comportamiento de uno o más días de duración.

Encefalitis: A los síntomas del apartado anterior se añaden la presencia de signos de inflamación

19

cerebral y en muchos casos pleocitosis (células dañinas) o presencia del virus en el LCR (líquido cefalorraquídeo). Puede ocurrir tras la vacunación de sarampión-rubéola-parotiditis.

Meningitis.

Convulsiones: Crisis febriles generalmente de menos de 15 minutos de duración que no se acompaña de síntomas neurológicos focales.

Convulsiones no febriles: Se consideran secundarias a la vacunación si el paciente no había presentado antes convulsiones con la fiebre o con una temperatura inferior a los 38° C. Aparecen en las primeras 72 horas, excepto con la vacuna triple vírica, con la que puede aparecer hasta 15 días después de su administración.

Otras reacciones adversas sistémicas

Fiebre.

Hipotensión, mareo tras la administración de vacuna intramuscular.

Hipotonía (colapso) tras la administración de DTP: Aparición brusca de palidez, pérdida o disminución del tono muscular que aparece en las primeras 24 horas posteriores a la vacunación.

Osteítis y osteomielitis (infección en los huesos): Secundaria a la vacunación con BCG o a sobreinfección.

Llanto persistente: De al menos tres horas acompañado de gritos o agudización del llanto.

Erupciones cutáneas: Exantema generalizado polimorfo o urticaria.

Manifestaciones articulares: Artralgias.

Reacciones inespecíficas: Cefalea, astenia, anorexia, etc.

Otra reacción adversa muy infrecuente es la neuritis braquial por la vacuna del tétanos; parece ser que a mayor número de dosis recibidas, aumenta la incidencia de efectos adversos.

Reacciones de hipersensibilidad (Totalmente impredecibles)

Aparecen entre los 10 y 30 minutos de la administración de la vacuna y son el resultado de una sensibilización previa a uno de sus componentes. Pueden cursar con urticaria, angioedema, broncoespasmo y parada cardiorrespiratoria. Este tipo de cuadro aparece en pacientes con anafilaxia (alergia aguda) al huevo tras recibir la vacuna contra la gripe y la fiebre amarilla (vacunas preparadas en huevos embrionados), o contra el sarampión y la parotiditis (preparadas en embrión de pollo).

Otros componentes de las vacunas también pueden producir este tipo de hipersensibilidad como los antibióticos (estreptomicina y neomicina), los conservantes, los mercuriales y otros adyuvantes y estabilizadores.

Trombocitopenia (disminución de las plaquetas) secundaria a DTPe.

Lesiones cutáneas entre 2 y 10 horas después de la inyección del antígeno. Se asocian generalmente a la administración repetida de antitoxina diftérica y tetánica, y da lugar a una reacción local con dolor e inflamación que en ocasiones puede acompañarse de

21

síntomas sistémicos como fiebre, cefalea y malestar general.

De forma impredecible, algunos niños sanos que reciben la vacuna oral de la polio pueden presentar un cuadro de parálisis fláccida similar a la enfermedad por virus salvaje, denominado poliomielitis vacunal. Los niños inmunodeprimidos tienen un riesgo mucho mayor.

La vacuna de la hepatitis B puede estar relacionada con la esclerosis múltiple u otras enfermedades neurológicas desmielinizantes.

De forma absoluta, las vacunas estarían contraindicadas en:

- Reacción anafiláctica previa a una dosis de la vacuna.
- Reacción anafiláctica previa a alguno de los componentes de la vacuna.
- Presencia o antecedentes de enfermedad moderada o grave que potencia el riesgo de la vacuna.
- Crisis habituales de convulsiones febriles.

A la vista de este informe usted seguramente querrá comentarle los datos a su pediatra, pues se quedará seriamente preocupado. Sin embargo, si lo hace, indudablemente es usted un ingenuo. ¿Acaso cree que le va a dar la razón, admitiendo estos informes preocupantes? Sería admitir su error e inconsciencia, algo todavía inaudito en la clase médica. No, amigo, la salud de su hijo es cosa suya, no del médico; así que las decisiones las deberá tomar usted. Posiblemente crea que somos catastrofistas o que queremos meterle el miedo en el cuerpo, pero nuestra intención es, simplemente, informarle, pues hasta ahora solamente disponía de la información sesgada proveniente de los laboratorios farmacéuticos. Para ellos, los niños son un filón de clientes, millones de clientes, fieles consumidores involuntarios durante 14 años. Si logran convencer a los médicos y a los padres de la bondad de las vacunas (y lo han logrado hasta ahora), sus ingresos serán multimillonarios durante muchos años.

CAPÍTULO 2
LA LECHE DE VACA

LA LECHE

El ser humano es uno de los pocos mamíferos que es capaz de seguir bebiendo leche después de ser amamantado por su madre, e incluso podríamos decir que es casi la excepción a la regla. Sin embargo, la apetencia por este líquido blanco disminuye con la edad, siendo pocos los adultos que son capaces de tomarse un vaso de leche recién ordeñada. Una vez concluida la lactancia, la mayoría de los niños la beben debidamente mezclada, sea con cacao soluble, café, cereales o con sabor a fresa o vainilla. También son de su agrado los productos lácteos como el queso, el yogur y, por su puesto, los helados y flanes.

La razón para que sea bien admitida cuando se enmascara el sabor, se debe a que en estado natural la leche posee dos elementos que han de ser descompuestos por las enzimas del cuerpo: la lactosa (glucosa más galactosa) y la caseína. A la lactosa la descompone la enzima lactasa, mientras que la encargada de descomponer la caseína es la renina. Esta última enzima de origen renal desaparece del aparato digestivo cuando apenas se han cumplido los cuatro

25

años de edad, y lo mismo sucede con la lactasa, salvo en un número muy pequeño de personas que son precisamente las que siguen tomando leche cruda.

El término intolerancia a la lactosa parece referirse siempre a un grupo reducido de personas, pero lo cierto es que más del 98 % de la población tiene intolerancia a la lactosa, porque carecen ya de lactasa, manifestándose su intolerancia en forma de pesadez gástrica y posteriormente generando insuficiencia biliar y aumento del colesterol. La industria alimentaria, consciente del bajo consumo de leche por parte de los adultos hace diez años, encontró la solución perfecta: la desnataron y aseguraron que era adecuada para adelgazar. Desde ese mágico momento, quienes hasta entonces habían dejado de beberla la incorporaron de nuevo a su dieta diaria, incluso con mayor interés y frecuencia, pues un alimento que se anunciaba como adelgazante era algo a ingerir sin problemas.

Pero no solamente es la carencia de lactasa y renina lo que motiva la recomendación de no tomar leche, sino que su principal proteína, la caseína, provoca un moco espeso en la mucosa intestinal que se pega tenazmente y atasca los delicados poros y vellosidades. Aunque el bebé posee la adecuada constitución para que no le haga daño, el adulto está totalmente indefenso, salvo que siga disponiendo de lactasa y renina. Tan importante es la caseína, que posiblemente el bocio y otros trastornos de la glándula tiroides son el resultado directo de la caseína procedente de la leche de vaca, complicándose aún más cuando se pasteuriza.

Desde 1985, el Comité de Médicos por una Medicina Responsable, una organización estadounidense sin ánimo de lucro apoyada por cerca de 5.000 médicos y 100.000 seguidores, intenta alertar a la población contra la abundancia de productos lácteos en la dieta, indicando que deben eliminarlos tajantemente en caso de osteoporosis, enfermedades cardiovasculares, cáncer (ovario, mama, próstata), diabetes infantil, intolerancia a la lactosa, toxicidad de la vitamina D, presencia de contaminantes, obesidad, placas ateroscleróticas, deficiencia de hierro, cólicos, alergias o estreñimiento.

Un estudio que duró un año y medio efectuado en 15.914 pacientes, efectuado en la Universidad de Bergen, en Noruega, observó que las personas que consumían 2 vasos de leche presentaban un riesgo 3 ó 4 veces mayor de padecer linfomas que los que beben menos de eso. También se detectó que es un elemento desencadenante de la diabetes infantil, o al menos que la perjudica. Sorprendentemente, el consumo de la leche desnatada estuvo asociado con un incremento mayor del cáncer de la próstata que los que consumían la leche entera, así como en el aumento de cáncer mamario femenino.

Otros investigadores, en este caso italianos, han descubierto que los síntomas neurológicos de los pacientes autistas empeoraban cuando consumían leche y trigo. Se cree que los péptidos de la leche pudieran tener un efecto tóxico en el sistema nervioso central al interferir con los neurotransmisores, notándose una mejoría después de un periodo de 8 semanas sin consumir lácteos.

CÓMO CRIAR HIJOS SANOS... A PESAR DE SU MÉDICO

Pero no solamente se han detectado estos casos de intolerancia a la leche, pues es posible que la colitis ulcerosa, una forma precursora del cáncer de colon, pueda estar inducida por el consumo excesivo de productos lácteos, del mismo modo que parece existir un aumento de los casos de cáncer de próstata en los bebedores de leche. La lactosa también parece influir en la desmineralización del esmalte dentario y la consecuente producción de caries, y aunque la presencia de fosfatos y calcio ayudan a remineralizar el esmalte, se puede concluir que produce caries, aunque algo menos que los azúcares.

Finalmente, el Síndrome de la Muerte Infantil Súbita (SMIS), la enfermedad de Lo Gehrig y la esclerosis múltiple, son otras de las enfermedades que se ven perjudicadas por el consumo de productos lácteos.

He aquí una relación de enfermedades relacionadas con el consumo habitual de leche de vaca y que comienzan a generarse en la niñez:

Enfermedad coronaria

El alto contenido en colesterol y grasas como la xantina oxidasa (XO), además del alto porcentaje de calcio, dañan seriamente las paredes de los vasos sanguíneos. Los anticuerpos contra la caseína (una de las proteínas de la leche) activan el sistema plaquetario estimulando así el sistema trombogénico. Además, estos anticuerpos se han asociados con inflamación de las paredes de las arterias, la cuales estimulan el proceso aterosclerótico. Se sabe que el consumo regular de productos lácteos aumenta el colesterol malo (LDL) sin afectar el bueno (HDL). Estudios en Rusia han revelado que aquellas personas que beben tres o más vasos de leche por día tienen una probabilidad 1 a 7 de sufrir enfermedades isquémicas cardíacas más que los demás. Investigadores ingleses, por otra parte, aseguran también que podría haber una relación directa entre el alto contenido de calcio en la leche y la formación y endurecimiento de las placas de colesterol.

Anemia ferropénica

El doctor Flank Oski director del Departamento de Pediatría de la Escuela de Medicina de la Universidad de Johns Hopkins (Estados Unidos), asegura en su libro *Don't Drink Your Milk!* (¡No bebas leche!) que en su país entre el 15 y el 20% de los niños menores de 2 años sufren anemia por deficiencia de hierro y que la mitad del resto de las anemias que se producen en Estados Unidos están relacionadas con el consumo de leche y sus derivados, a causa de los pequeños sangrados gastrointestinales que la leche puede provocar.

Artritis Reumatoide y Osteoartritis

Otros investigadores notaron que los antígenos en la leche de vaca pueden contribuir a la artritis reumatoidea y a la osteoartritis. Estos complejos (antígenos-anticuerpos) se depositan en las articulaciones provocando hinchamiento, enrojecimiento y entumecimiento. Sus dolencias disminuyen y en algunos casos desaparecen al modificar su dieta y eliminar los productos derivados de la leche. Dos años más tarde un estudio en la Universidad de Florida, confirmaría que los síntomas se agravaban en pacientes con artritis reumatoide que consumían leche.

Asma
La leche estimula la secreción excesiva de moco en las vías respiratorias. La alergia a las vacas es una causa reconocida de asma. Las reacciones muy tardías, de intolerancia a las proteínas de la leche de vaca, no fueron infrecuentes. Un estudio realizado en la década de los ochenta demostró que los pacientes con historial de asma mejoraron cuando se le eliminó la leche de sus dietas.

Autismo
Investigadores italianos descubrieron que los síntomas neurológicos de los pacientes autistas empeoran cuando consumen leche y trigo. Se cree que los péptidos de la leche pudieran tener un efecto tóxico en el sistema nervioso central al interferir con los neurotransmisores. En sus investigaciones, los doctores de la Universidad de Roma notaron una mejoría marcada en la conducta de esos enfermos tras dejar de ingerirla ocho semanas.

Bronquitis recurrente
Hay algunos casos comprobados de bronquitis/neumonía recurrente en niños que toman leche.

Cáncer de colon
En los seres humanos, los tumores del intestino grueso constituyen una causa importante de morbilidad y mortalidad en gran parte del mundo. Factores

dietéticos y del medio ambiente son considerados como responsables del 85-90% de todos los casos, y la relación entre el cáncer de colon y componentes de la dieta, tales como grasas, fibras vegetales, vitaminas y otros elementos, han sido evaluados en estudios epidemiológicos, así como también en trabajos experimentales.

Después de muchos años de serias advertencias, efectuadas ante oídos sordos, se disponen de estudios serios que nos demuestran que existe una estrecha relación entre el consumo de productos lácteos, principalmente el queso, y el riesgo de cáncer de colon.

Cáncer de estómago

Investigadores del Instituto Nacional de Salud Publica en Morelos, México, alertaron de un aumento significativo del riesgo de contraer cáncer de estómago en pacientes que consumían productos lácteos. Para los que consumían carne, el riesgo se triplicaba.

Cáncer de páncreas

Investigadores de la Universidad de Harvard, encontraron una relación positiva y fuerte entre el cáncer del páncreas y el consumo de la leche, huevos y la carne.

Cáncer de pulmón

Investigadores holandeses concluyeron en 1989 que las personas que toman tres o más vasos de leche diaria tienen dos veces más probabilidad de desarrollar cáncer de pulmón que los que no la toman. Y que, sin embargo contra lo que afirman sus colegas

31

noruegos-, las personas que toman esa misma cantidad pero de leche desnatada parecen estar más protegidas.

Cáncer de testículos

Investigadores británicos descubrieron una relación entre el cáncer testicular y el consumo de leche. El riesgo encontrado fue de un 7 a 19 más que la población general y aumenta hasta un 39 % por cada vaso de leche adicional que se consuma.

Cáncer de ovarios

La galactosa se ha implicado en el cáncer de ovarios. Las mujeres con esta enfermedad demuestran un mayor consumo de productos lácteos, particularmente yogur, comparado con mujeres sin cáncer de ovarios. Las que beben más de un vaso de leche entera al día, tiene tres veces más la probabilidad de contraer cáncer de mama que las demás. La grasa en la leche pudiera estar implicada también.

Cataratas

Hay una creciente evidencia de la relación entre el consumo de leche y las cataratas. Según diversos estudios científicos, las poblaciones humanas que consumen grandes cantidades de productos lácteos tienen mayor incidencia de cataratas que aquellos que los evitan. Este defecto se ha relacionado con la lactosa y la galactosa, siendo la relación más evidente entre las mujeres que entre los hombres. El tipo más frecuentemente es la catarata cortical.

Colon irritable

Hay diversos estudios que vinculan igualmente la ingesta de leche con el desarrollo de esta patología.

Diabetes Mellitus Tipo I

La diabetes juvenil es una enfermedad que aflige a millones de personas. El problema se basa en que el sistema inmunológico del cuerpo ataca y destruye las células productoras de insulina en el páncreas, dejando a nuestro organismo incapacitado sin insulina para convertir el azúcar en energía. Los diabéticos corren un alto riesgo de ceguera, fallos renales y enfermedades coronarias, incluso cuando reciben inyecciones de insulina diarias. ¿Pero qué agente produce esta anomalía del sistema inmunológico?

Un estudio de la Revista de Medicina de Nueva Inglaterra identifica a la leche como elemento responsable, o factor desencadenante, en algunas personas genéticamente sensibles, en lo que parece ser un extraño caso de identificación errónea. Los doctores descubrieron que los diabéticos tenían unos niveles de anticuerpos más altos de lo normal que reaccionan con una proteína de la leche llamada suero de albúmina bovina, atacándola como invasora y destruyéndola. Por una fatal coincidencia, una sección de esta proteína es casi idéntica a una proteína de la superficie de las células productoras de insulina, por lo cual, según esta teoría, la gente sensibilizada a esta proteína también lo está a sus propias células, causando así su auto-destrucción. Aunque puedan existir otros factores genéticos, medioambientales, químicos, etc., la eliminación de la leche de la dieta

33

infantil podría disminuir dramáticamente la incidencia devastadora de este tipo de diabetes.

Otras investigaciones demuestran que los lactantes alimentados con leche de vaca presentan un mayor riesgo de padecer diabetes insulinodependiente conocida como diabetes tipo I ya desde su niñez.

Un estudio publicado en la Revista de Medicine de Nueva Inglaterra, identifica la leche como "elemento responsable o factor desencadenante de diabetes en algunas personas genéticamente sensibles".

Estreñimiento

La leche es causa conocida de estreñimiento en niños y ancianos. Su eliminación de la dieta y un mayor consumo de vegetales y fibra suele resolver ese problema. Asimismo, tanto el estreñimiento crónico como las lesiones perianales, se han asociado con una clara intolerancia a la leche de vaca.

Esclerosis múltiple

Científicos de la Universidad de Midugan (Estados Unjdos) están llevando a cabo en la actualidad extensos estudios acerca de los factores asociados con la esclerosis múltiple y si bien hasta ahora sólo han obtenido conclusiones parciales, se ha podido establecer relación entre la esclerosis múltiple y un excesivo consumo de leche.

Fatiga crónica

Según un estudio realizado con niños en Rochester (Nueva York) en 1991, beber leche de vaca aumenta 44,3 veces el riesgo de padecer esta enfermedad.

Fístulas y fisuras anales
Podría deberse al parecer a la alergia a una proteína de la leche de cabra.

Incontinencia urinaria
Muchos niños que mojan las sábanas ya crecidos dejan de hacerlo en cuanto eliminan de su dieta la leche, los productos qua la contienen y los derivados lácteos.

Linfomas
Un estudio realizado durante 1,5 años con unos 15.914 pacientes en la Universidad de Bergen, Noruega, observó que las personas que consumen 2 vasos de leche presentan un riesgo 3 ó 4 veces mayor de padecer linfomas que los que beben menos de eso. Este mismo estudio encontró una asociación, aunque débil, entre el cáncer de los riñones y de los órganos reproductivos femeninos y el consumo de leche.

Migrañas
Se ha comprobado experimentalmente que cuando se suprime la leche de la dieta de pacientes afectos de migraña se reducen significativamente sus síntomas.

Osteoporosis
La leche es una fuente rica en proteína pero, irónicamente, el excesivo consumo de alimentos altos en proteínas tales como los productos lácteos, pueden contribuir a la osteoporosis. La razón detrás de esto radica en que la leche, como cualquier otro ali-

mento animal, contiene muchas proteínas que son acídicas. El cuerpo para poder equilibrar esta sobrecarga de ácidos necesitará minerales alcalinos, tales como el calcio de los huesos. Este calcio es entonces eliminado del cuerpo a través de los riñones.

Sinusitis

En la edición de julio/agosto de 1994 de la revista "Natural Health", se publicó los hallazgos que relacionan a la leche con el aumento de infecciones de oídos y garganta y la leche.

Cólicos

También notaron el aumento de cólicos intestinales en los niños que consumen leche o en los niños amamantados con leche materna cuyas madres estaban tomando leche.

Infecciones

Los estudios demostrados que las amígdalas y las adenoides se reducían en tamaño cuando se limitaba el consumo de la leche. Por otro lado, los doctores que han experimentados con dietas libre de productos lácteos, encuentran menos incidencia de catarros, gripe, sinusitis e infecciones de los oídos.

Úlceras pépticas

En el pasado se aconsejaba tomar leche a las personas que padecían problemas estomacales, en especial en caso de úlceras. En la actualidad esa práctica se desaconseja por considerarse peligrosa y porque se sabe que la leche y sus derivados agravan todos los síntomas. El alivio temporal que sentían esos pacientes se podía deber simplemente al hecho de que normalmente la leche se tomaba fría y era la temperatura del líquido lo que hacía mejorar la situación transitoriamente.

Notas:

Al lector quizá le pudiera parecer exagerado este informe exhaustivo sobre todas las enfermedades en las cuales la leche de vaca tiene una mala influencia, habida cuenta de la gran propaganda médica y social que hay sobre su saludable uso. No obstante, debiera tener en cuenta que nunca hasta ahora se habían efectuado tantos estudios sobre su inocuidad o toxicidad, quizá por que nadie cuestionaba que nos encontrábamos ante un alimento saludable.

Un hecho significativo es que si repasamos la historia y nutrición de las antiguas civilizaciones, en contadas ocasiones encontramos referencias al uso habitual de esta bebida, siendo la Biblia y el Corán los dos ejemplos más ilustrativos. Otro dato muy importante es que solamente hacia la mitad del siglo XX se empezaron a estudiar las enzimas (la lactasa entre ellas), lo mismo que apenas si nuestros ancestros sabían algo sobre proteínas y aminoácidos (mucho menos de la caseína). Además, la supremacía de los alimentos cárnicos y la creencia (que todavía perdura) de que es necesario comer carne al menos dos veces en semana, ocasionó que los investigadores creyeran que todo aquello que procede de los mamíferos es saludable para los humanos. Esta creencia, afortunadamente, ya casi nadie la comparte, y solamente una industria cárnica bien consolidada consigue que las carnicerías y charcuterías sigan siendo lugares de visita obligada para miles de personas. La leche de vaca, al ser una bebida de origen animal, debería estar igualmente cuestionada, pero su gran similitud con la leche materna ha confundido durante generaciones a los médicos y nutrólogos, hecho que se suma a su contenido en calcio, mineral que afortunadamente también se encuentra en la mayoría de los alimentos de origen vegetal.

Nuestra conclusión es bien sencilla y clara: sí a la leche materna, no a la leche de vaca. Esta bebida no es aceptada por el organismo humano después del destete, hecho que es mucho más importante al llegar a la madurez. Hay demasiadas enfermedades, algunas graves, relacionadas con su consumo continuado.

Respecto a los derivados, quesos, yogur, batidos y helados, podemos recomendar un consumo discreto de yogur, pues las bacterias que contiene facilitan sensiblemente el proceso digestivo y su absorción. Los quesos, al contener una mayor proporción de materia grasa por gramo de producto, resultan especialmente perjudiciales para aquellas personas que tienen problemas con su metabolismo graso, sea por el colesterol, insuficiencia biliar, cálculos renales o arteriosclerosis. Los helados y batidos, puesto que su consumo es mucho menor, deberemos considerarlos como quien bebe un poco de brandy de vez en cuando. En pocas dosis quizá no haga daño.

Y sobre el calcio la respuesta es clara: la leche no es el medio adecuado para asegurarnos nuestra dosis diaria de este mineral, habida cuenta de que está ampliamente difundido por la naturaleza a través de alimentos más saludables.

CAPÍTULO 3

EL FLÚOR

Desde que en los años 40 se descubrió la importancia del flúor en la dureza del esmalte dental, su uso ha sido ampliamente aceptado y practicado, y paralelamente criticado. Pero mientras hace algunas décadas solamente se recomendaba el uso cotidiano de pastas de dientes conteniendo flúor, ahora se le añade un gel tópico en la visita al odontólogo, colutorios semanales o diarios, leche enriquecida con flúor, sal de cocina igualmente enriquecida con flúor, y dosis quincenales de flúor ingerido. Por si fuera poco, numerosos países han fluorado las aguas potables de la población, con lo cual nadie se puede escapar a este uso y abuso del flúor. Intenten buscar alguna pasta de dientes que no contenga el cartel de "contiene flúor" y verán de qué les estoy hablando.

Por eso se debería advertir a la población de que el flúor es un elemento gaseoso venenoso y corrosivo (lo encontramos en la naturaleza como fluorita), y que la dosis tóxica es de 5,5 mg en una sola toma, mientras que la intoxicación crónica se logra con apenas 2 mg/día. Además, se da la paradoja de que un exceso de flúor aumenta la incidencia de caries, al mismo tiempo que acrecienta su toxicidad, especialmente a nivel renal. Las primeras manifestaciones de intoxicación las encontramos en el propio diente que queremos proteger, con la presencia de manchas dentarias que inducen a pensar en falta de higiene, lo que hace que la persona afectada aumente la frecuencia de sus lavados...con pasta de dientes rica en flúor. Después aparecerá esclerosis ósea, alteraciones tiroideas, retraso del crecimiento y, finalmente, lesiones renales irreversibles.

El problema en la dosificación del flúor, como preventivo de la caries dental, es que la dosis útil está demasiado cerca de la dosis tóxica, y en esto influye mucho la edad. Un anciano, por ejemplo, es mucho más sensible a una dosis moderada de flúor que un niño, y éste que un joven.

Sumemos dosis de flúor:

Agua del grifo fluorada: 0,4-1 mg/l.
Agua mineral: *Font Vella* 0,2 mg/l., *Solán de cabras* 0,4 mg/l.
Una raya de pasta de dientes: 1 mg.
Elixires: 5 gotas 0,25 mg.
Comprimidos: 1 mg/uno.
Sal de cocina fluorada: 2,2 mg/k.
Una taza de té: 0,3 mg/l.

Como vemos, estamos ingiriendo dosis demasiado altas de este corrosivo y venenoso mineral, sin que nadie parezca mostrar interés en realizar una evaluación a nivel mundial, quizá porque de confirmarse su toxicidad en los seres humanos se vendría abajo un imperio económico montado a su alrededor.

¿De dónde vino la creencia de que el flúor es indispensable para la dureza del esmalte dental? Analicemos la composición de esa capa protectora del diente:

Colágeno
Glicoproteínas y Proteoglicanos
Citrato y Lactato
Hidroxiapatito
Fosfatos, carbonatos, sulfatos.
Magnesio, flúor, hierro, cobre, potasio.
Agua

Bien, parece ser que el flúor no es el único elemento, y ni siquiera el más importante en cuanto a cantidad se refiere. Además, y puesto que el organismo humano no dispone de mecanismos para la regulación del flúor, parece improbable que un aumento en la ingesta, y mucho menos en la aplicación tópica, pueda lograr algún beneficio en la composición del diente. En los niños pequeños, sin embargo, parece existir algún mecanismo regulador sobre las concentraciones de flúor en el esmalte dentario, por lo que una pasta de dientes ligeramente fluorada podría aportar algún beneficio a corto plazo. Esta afinidad decrece con la edad y una vez completado el desarrollo óseo cualquier exceso se convierte en un problema.

A nivel hospitalario se han declarado intoxicaciones por flúor en ancianos, personas sometidas a diálisis renal crónica, y se le ha relacionado con numerosos casos de muertes por fibrilación ventricular. También hay declaraciones de alerta en cuanto a su

41

efecto lesivo en la membrana de las células epiteliales, en la mucosa gástrica, en este caso por la alta concentración de flúor en la aplicación tópica. Además, no debemos olvidar que los niños pequeños no saben escupir la pasta de dientes una vez finalizado el lavado, ingiriendo involuntariamente dosis potencialmente peligrosas de flúor. Esto se manifiesta en forma de dolor epigástrico, náuseas, vómitos, y cuando coincide con la toma semanal del comprimido o jarabe de flúor, podemos encontrar complicaciones tan graves como acidosis, convulsiones, parálisis respiratoria o arritmia seguida de muerte por falla cardíaco; y todo eso sin que ningún médico pueda sospechar la causa.

Todos aquellos países que iniciaron hace más de 20 años las campañas a favor de la fluoración de las aguas y el uso del flúor para el lavado de los dientes, han detectado ya numerosos casos de intoxicación. Y todo ello para tratar de evitar un problema, la caries, que se corregiría simplemente no comiendo carbohidratos refinados.

ENFERMEDADES RELACIONADAS CON EL USO COTIDIANO DE FLÚOR

Fracturas óseas

Cuatro estudios informaron desde 1990 en el periódico de la Asociación Médica Americana, que existe más fracturas de caderas entre ancianos que viven en las áreas donde se encuentra fluorada el agua de consumo. Estos estudios encontraron un 41% más de fracturas de cadera en hombres y 27%

más fracturas de cadera en mujeres en la Ciudad de Brigham, UTA, donde el agua es fluorada en 1 ppm.

Cáncer

En 1990, el Servicio de Salud Pública Americano informó que 5 de 80 ratas masculinas desarrollaron cáncer después de exponer a los receptores a una dosis de fluoruro equivalente a 20 años de exposición humana al agua fluorada.

En 1992, la Sección Estatal de Salud de New Jersey informó los resultados de un estudio que encontró seis veces más cáncer de hueso entre los varones menores de 20 años de edad que viven en las comunidades con el agua fluorada.

El Instituto Nacional del Cáncer demostró un 79% de aumento en los cánceres de hueso en los varones menores de 20 años de edad durante el periodo 1981-87, en contraste con el periodo 1973-80, en el área metropolitana de Seattle y en el estado de Iowa. Finalmente, datos de New Jersey indicaron un aumento de la incidencia de cáncer en asociación con la exposición al agua fluorada durante el crecimiento juvenil.

Fluorosis dental

Las estadísticas del Servicio de Salud Pública de los EE.UU. indican que hay un 30% de niños con fluorosis en áreas donde el agua se encuentra fluorada.

Un reciente estudio en Europa observó radiografías de niños con fluorosis dental y niños que no tenían fluorosis; la estructura del hueso de los niños con fluorosis era diferente de los niños normales.

43

Daños al sistema inmunológico

El sistema inmunológico es la primera línea de defensa contra las bacterias, virus y otros parásitos, así como de la generación espontánea de células potencialmente cancerosas. Cualquier agente que reduce la habilidad del sistema inmunológico de funcionar eficazmente tenderá a reducir la resistencia de la población a la infección y aumentará la susceptibilidad al cáncer y los estados deprimidos inmunes como el síndrome de fatiga post-viral y SIDA.

Durante los últimos 20 a 30 años, ha habido un aumento sustancial e inexplicado de varias enfermedades como la alergia, enfermedades autoinmunes y síndrome de fatiga post-viral. El factor común en estas enfermedades es una alteración en la eficacia del sistema inmunológico. Esta alteración coincide con la introducción extendida del fluoruro en los suministros de agua públicos y en la cadena alimenticia.

Hipersensibilidad al fluoruro

Algunas personas experimentan reacciones de intolerancia serias, como síntomas gastrointestinales, ulceración de membranas mucosas y salpullidos de la piel, cuando son expuestas al fluoruro del agua o pasta dentífrica. Además, se conoce bien que el agua fluorada es perjudicial en ciertas enfermedades como la diabetes y la insuficiencia renal.

Polución del ambiente por fluoruro en EE.UU.

Desde que se introdujo el flúor en la prevención de caries dental, poco se ha oído hablar de la contaminación ambiental que este produce. Las inmensas cantidades de fluoruro que arrojan los sistemas públicos de agua potable al medio ambiente, no tienen los debidos controles por parte de las autoridades competentes. La fluoración del agua permite extender estas mismas toxinas indiscriminadamente en los céspedes y jardines, incorporando éste en las comidas procesadas, y siendo eliminado en nuestros ríos por medio de los efluentes no controlados.

Podríamos considerar que todas las verduras, frutas y cereales de regadío, reciben dosis continuadas de flúor inorgánico durante todo su desarrollo.

Exposiciones múltiples de fluoruro

Cada persona, incluidos los niños, está expuesta a una dosis de 1 miligramo diario, pero en las áreas donde el sistema de aguas públicos utiliza el flúor, esa exposición llega a 5 miligramos diarios. La fluorosis dental está ocurriendo ahora en por lo menos el 20% de los niños que viven en dichas áreas.

OTROS PREOCUPANTES INFORMES

En Holanda existe un movimiento ciudadano en contra del flúor, mediante el cual se ha logrado que al menos 50.000 personas hayan dejado de tomar este veneno. De acuerdo al manual "Clinical Toxicology of Commercial products" el flúor es más venenoso que el plomo y parecido al arsénico. Según el físico Desk, en individuos hipersensibles, el flúor puede causar erupciones de la piel tales como dermatitis atópica, eczemas, urticarias, desórdenes gástricos, dolor de cabeza y debilitamiento en general. Estas reacciones hipersensibles desaparecen a menudo en cuanto se alterna el uso del flúor.

La Asociación Dental Canadiense recomienda que los niños menores de tres años no debieran utilizar flúor.

En 1988 el laboratorio nacional Argonic confirmó que el flúor tiene la potencia de transformar células normales en células cancerosas.

Un estudio del Dr. Dean Burk, antiguo jefe del instituto Nacional de Cáncer en Estados Unidos, comprobó que 10.000 o más incidentes anuales de muerte por cáncer están relacionados con el consumo del flúor.

Un estudio gubernamental efectuado en Méjico, concluyó que: "Los suplementos de flúor no son necesarios ni recomendables a ninguna edad en lugares donde el contenido de fluoruros en el agua es mayor que 0,7 ppm. La fluorosis está ocasionada por carencia de formación correcta de fluoroapatita debido al exceso de flúor. Los pacientes también presentan pérdida de peso, anemia y huesos frágiles y quebradizos por falta de adecuada mineralización. A nivel dental, se observa macroscópicamente un moteado leve con áreas opacas de color blanco papel, dispersas irregularmente. En los casos graves, aparecen hoyuelos separados o a veces confluentes, de un color pardo-negruzco, dando al diente un aspecto corroído. La elaboración y depósito del esmalte por las células productoras del mismo se efectúa deficientemente. Dado que esta manifestación patológica suele estar vinculada con la etapa del desarrollo, la ingesta de fluoruros después de la erupción de los dientes no suele generar tantos efectos estéticos, pero aumentan los orgánicos".

CAPÍTULO 4

EL PSIQUISMO DEL NIÑO

Llevamos tanto tiempo oyendo que la familia está en crisis que algunas personas terminan por creerlo y en función de ello deciden que lo mejor es romper la suya, mientras que aquellos que aún no han formado una están convencidos que no hay nada como permanecer solos. Y todo por hacer caso a aficionados a la psicología que disponen sin problemas de las páginas de los periódicos para manipular a la gente.

Hay quien considera que la familia es solamente una reliquia de antiguas costumbres, mientras que otros insisten en que es una célula dictatorial donde mandan los padres. Esto, naturalmente, lo dicen los hijos, los mismos que cuando luego tienen hijos propios imponen su voluntad.

Afortunadamente, la familia sigue siendo eso que llaman el pilar de la sociedad y el mejor sitio para desarrollarse los niños. Aunque algunos tratan de convencernos que los pequeños se tienen que cuidar en guarderías, por aquello de hacerles sociables, la experiencia ha demostrado que no hay nada mejor que la crianza con padre y madre.

Los padres deben asistir al desarrollo de sus hijos día a día, arropando sus temores y compartiendo sus alegrías, no delegando esa labor en personas que solamente están allí porque les pagan. Esa es la primera gran diferencia entre una guardería -hay muchas más-, y la familia. Un detalle del cual apenas nadie quiere hablar es que en las guarderías los niños adquieren el carácter de sus cuidadores, sus costumbres, modos de hablar y en ocasiones sus inclinaciones morales y sociales. Nada extraño puesto que, a fin de cuentas, los niños aprenden por mimetismo, más que por propia experiencia.

Ya empieza a quedar claro que los niños son un reflejo de lo que viven, puesto que todas sus experiencias se limitan a ese pequeño mundo que les rodea, tan limitado que sienten miedo cuando salen de allí. No es correcto en los padres, por tanto, delegar la educación en los cuidadores sus hijos, culpándoles cuando los resultados no son óptimos. Los profesores proporcionan cultura y algunos, los menos, intentan mostrarles cuál es el comportamiento social correcto, pero la educación básica y los sentimientos dependen de sus padres.

Mirando a un niño podremos saber cómo son en realidad los padres. Detrás de un niño agresivo siempre hay un progenitor, sea hombre o mujer, agresivo, aunque esta agresividad no tiene porqué manifestarse en peleas callejeras. La agresividad puede ser tan sutil que se exprese en el mercado, tratando de colarse a la hora de comprar, conduciendo un vehículo y maldiciendo al mismo tiempo, vociferando y diciendo mil palabrotas durante los torneos deportivos o, pegando cachetes y azotes frecuentes al niño por aquello de que "es necesario".

Hoy en día ya no existen diferencias entre ambos

sexos y eso, por desgracia, abarca también al comportamiento agresivo, aunque las mujeres, de momento, prefieren cambiar el puñetazo en la nariz por la bofetada en la cara. Los cambios sociales han sido tan grandes que lo bueno y lo malo de los sexos se ha contagiado y ya no quedan esos reductos tan claros sobre el papel de cada uno. Antes, el padre era enérgico, inflexible, y quien repartía las bofetadas en casa. Las madres amenazaban: ¡cuándo venga tu padre te vas a enterar! Y efectivamente, cuando llegaba el padre cogía el cinturón para sacudir al niño.

Pero después ellas dijeron que la educación era cosa de los dos y entre las soluciones a elegir estaban también las bofetadas, por lo que el niño no tenía ya ninguna escapatoria posible, como no fuera encerrarse en el cuarto de baño, el único lugar que, curiosamente, dispone de cerradura.

Afortunadamente los cambios no fueron todos negativos y ahora es frecuente ver que mientras las madres se ocupan de preparar la comida, los padres cambian los pañales a los niños, les bañan y hasta juegan con ellos. Con ello la figura del padre se dulcificó, dejó de ser el repartidor oficial de cachetes, y el mayor beneficiado ha sido el niño. Ahora, cuando las cosas se ponen mal para él ya tiene, al menos, dos opciones para salvarse: la madre o el padre. En cuanto a la tercera, el cuarto de baño, como las cerraduras y las puertas también han progresado, es cada vez más difícil tirar la puerta abajo y suponen un salvoconducto eficaz contra las tormentas hogareñas.

Los niños, además, también han ganado mucho con estos cambios sociales, puesto que ahora tienen dos personas que le den paga los domingos, doble cantidad de juguetes en su cumpleaños y reyes, además de besos y abrazos por partida doble cuando se portan bien.

Y ahora vamos a los consejos:

No compare a sus hijos con ningún otro, especialmente si la crítica es peyorativa. Solamente es admisible cuando se establezcan comparaciones como consecuencia de un comportamiento desafortunado. Por ejemplo: si el amigo de su hijo ha realizado algo malo que le ha llevado a un accidente, es interesante establecer las comparaciones para motivarle a que siga teniendo precaución.

Los complejos de los adolescentes, aunque le parezca difícil de admitir, se generan en el hogar, no entre amigos. El deseo de que nuestros hijos sean como todos, e incluso si es posible los mejores, obliga al niño a un esfuerzo de adaptación en ocasiones demasiado alto para él. La frase: "yo le acepto como es", debe ser una realidad y no un tópico para demostrar que somos comprensivos.

Antes de llevar a su hijo al psicólogo observe usted su propio comportamiento y trate de analizar las causas para el supuesto desequilibrio. No delegue en los demás, ni siquiera en los médicos, cuestiones que solamente son suyas. Le estoy pidiendo que haga un esfuerzo para tratar de comprender y ayudar a sus hijos, así de sencillo.

Tenga en cuenta que cada niño es diferente a los demás, incluso a sus propios hermanos. Es tremendamente injusto y perjudicial tratar a todos los hijos por igual.

Niños y niñas no son iguales, son diferentes en todo: cuerpo, mente, necesidades, sentimientos... Presionar a su hijo para que juegue con muñecas y a la chica con escopetas, por aquello de la igualdad, solamente demostrará que es usted un imbécil. ¿Le resulta tan difícil dejar que sigan sus inclinaciones? Los sexos son iguales ante la ley en cuanto a derechos y obligaciones, pero el hecho de que ellas tengan vagina y ovarios, y ellos testículos y pene, marca la diferencia desde el momento del nacimiento.

No trate que su hijo sea "normal". No hay un patrón para esta palabra y debemos fomentar con entusiasmo precisamente la personalidad y la individualidad. Si su hijo es diferente no le reprima intentando que se comporte como todos. Eso puede ser muy cómodo para usted, pero malo para él.

Un niño no es más sociable por ir siempre en grupo que quien prefiere la soledad o tener un solo amigo. Ayuda más al desarrollo emocional de los niños tener uno o dos amigos de juegos, siempre los mismos, que incluirse en pandillas donde cada uno trata de imponer sus gustos y voluntad a los demás. Si su hijo elige la soledad, déjele, lo mismo que si prefiere apuntarse a todos los deportes colectivos del colegio.

PROBLEMAS MÁS HABITUALES

Lloros

No hay nada que conmueva más en este mundo que el lloro y el sufrimiento de un niño. Por eso resultan incomprensibles aquellas personas que son insensibles al llanto continuado de un pequeño, incluso aunque sea de su familia. Pero en esto de los llantos infantiles también los psicólogos nos han proporcionado pautas y soluciones, algunas de ellas francamente desacertadas. Por desgracia, cuando sus consejos son erróneos, a sus clientes les cuesta admitir que han acudido a un mal profesional. Les es difícil aceptarlos en su justa medida y oponerse a ellos, puesto que al estar avalados por personas supuestamente sabias dan por hecho que los consejos son certeros. Nuestro consejo, una vez más, es que usted escuche, lea, pero finalmente tome sus propias decisiones.

Hay quien afirma que los niños, cuando lloran, no lo hacen habitualmente porque les duele algo, sino exclusivamente por llamar la atención. Bien, es posible que sea así, pero pónganse por un momento en el lugar del pequeño: sentado siempre en su silla, tumbado en la cuna o, en ocasiones, encerrado en un corralito. Su vida y sus deseos dependen exclusivamente de los adultos, estando limitado su mundo a lugares tan reducidos que es comprensible que se aburran y necesiten llamar la atención. Observen la cara de satisfacción cuando le dicen que van a salir a la calle, a ese mundo tan enorme y lleno de estímulos de todo tipo.

Bien, pues cuando alguien le aconseje que deje llorar a su hijo cierre sus oídos y atiéndale, tantas veces como sea necesario. Primero son sus necesidades, luego las de usted. Los padres no necesitan de los niños ayuda física y pueden distraerse, discutir o leer sin que esos pequeños bajitos les cojan en brazos; pero los niños dependen exclusivamente de nosotros, no tienen otras opciones.

Los adultos podemos incluso llorar de felicidad, pero los niños todavía no han desarrollado esa forma de expresión emocional, así que cuando lloran nunca es por placer. No lo olvide antes de volverse inflexible cuando les vean soltar lágrimas.

Tópicos estúpidos e inadmisibles:

No hay que coger a un niño en brazos porque se acostumbran.

Falso, a lo único que se acostumbran es a recibir cariño.

Los niños lloran para llamar la atención y no hay que hacerles caso casi nunca.

Cierto que lloran para llamar la atención; no tienen otra forma de pedir ayuda o compañía.

Hay niños que han nacido llorones.

Falso. Un niño sano y feliz NUNCA llora. Se nace sensible o insensible, pero nunca lloran por molestar. Eso ocurre después, en la adolescencia o en la madurez.

Llorar fortalece los pulmones.
Falso. Se fortalecen mejor riendo o cantando.

Los niños solamente lloran cuando están sucios, porque tienen hambre o por estar enfermos.
Falso. Al igual que los adultos, también lloran por estar tristes, por miedo, por soledad o por inseguridad. También les molestan los ruidos fuertes, las voces, el calor o el frío, la luz intensa, etc.

Los bebés deben dormir solos en su habitación.
Falso. Desacertada costumbre que solamente sirve para que los padres duerman tranquilos. Los niños pequeños perciben la soledad y eso les da miedo. Si quiere hacer un daño serio a su hijo déjele dormir solo en una habitación cuando es bebé y no acuda cuando llore pidiendo compañía. Así demostrará que es usted duro de corazón y que posee unas ideas sobre educación que necesitan una revisión urgente.

Los celos en los niños hay que corregirlos.
Falso. Quizá quien necesita corrección es usted. Posiblemente eso que usted considera celos es solamente que el niño se siente desplazado ante otros niños o familiares. Con mucha frecuencia las madres otorgan más besos a los hijos ajenos que a los suyos propios. Su hijo debe notar que él es lo más importante para usted y que los hijos de los demás son encantadores, pero que no pueden compararse.

Los niños deben aprender a solucionar sus problemas con sus compañeros.

Cierto. Siempre que el asunto no se desborde. Del mismo modo que los adultos acudimos a la policía cuando alguien nos amenaza o hace daño, los niños necesitan que les ayuden cuando tienen problemas con un compañero malvado. No minimice nunca los problemas personales de sus hijos.

Cuando dos niños se pelean, ambos tienen la culpa.

Falso. Siempre hay un agresor y un agredido que se defiende. Castigar a los dos es una de las injusticias más frecuentes que se cometen entre hermanos o en los colegios. Moléstese en averiguar quién es el culpable de la agresión.

Algunas recomendaciones:

No castigue severamente a sus hijos cuando hagan una trastada jugando. La mayoría de las veces es involuntaria o simplemente estaban investigando o probando nuevas opciones. Piense la cantidad de veces que usted ha roto algo sin querer y no por eso ha venido nadie a darle unos azotes. Si el pequeño le ha pintado la puerta del cuarto de baño con pintura indeleble, procure esconder mejor sus utensilios de bricolaje. Explíqueles que la casa es de todos, de ellos también, y que si la estropean no podrán disfrutar de ella.

No fuerce a que su hijo diga siempre la verdad. En ocasiones está tan atemorizado ante su travesura que el único recurso que le queda es la mentira. Déjele respirar y cuando esté más calmado pregúntele lo que quiera. En ese momento le dirá la verdad, toda la verdad y nada más que la verdad.

No trate de que el pequeño le comprenda a usted, tan grandote y fuerte; es usted el que tiene que ponerse en su lugar.

No grite para explicarle lo que debe y no debe hacer. Hable, explique, motive y juegue con él. Una sonrisa consigue más milagros que mil palabrotas.

Su habitación y especialmente sus juguetes, son su terreno, sus tesoros. Nunca le tire nada sin pedirle permiso aunque a usted le parezca solamente un juguete destripado.

Ustedes, los padres, no son sus amigos. Un amigo es alguien con quien compartir momentos de ocio. Un padre, una madre, es mucho más que eso. Los amigos cambian con el paso de los años, pero los padres están siempre a nuestro lado, especialmente en los momentos difíciles.

Disciplina

Suena tan mal la palabra, reminiscencias de un pasado cercano, que cada vez que se menciona nos suena a imposición, falta de libertad y ausencia de felicidad. Pero adecuadamente explicada a los niños, la disciplina supone cuidar el propio cuerpo, mantener cada cosa en su sitio para encontrarla después, comportarse adecuadamente delante de los demás, permitir que todo se pueda realizar según nuestros planes y, también, no faltar el respeto a los demás.

El problema que surge siempre cuando queremos emplear disciplina, o aplicar disciplina en los niños, es que todo suena a imposición y nunca entienden que se hace "por su bien". La disciplina, según los pequeños, es algo que los mayores necesitan para estar tranquilos.

Lo que nunca debe hacer:

No dar explicaciones cuando trate de que le obedezcan.

No dar ejemplo usted mismo.

Los castigos

Si no existieran los castigos, los más fuertes terminarían siempre por imponerse a los más débiles. Eso es algo que los legisladores comprendieron hace cientos de años cuando establecieron unos castigos adecuados al mal ocasionado, no tanto para que sirviera de ejemplo a los futuros delincuentes, como para evitar que el trasgresor de la ley volviera a reincidir.

Un niño que efectúa una mala acción deliberadamente y que no recibe un castigo por ello, aprende pronto que ese es un buen modo de conseguir sus propósitos. Si un niño pega a otro para quitarle un juguete y nadie le castiga, entenderá que robar los juguetes a los amigos no es malo, o al menos que no implica ninguna consecuencia. Ese es el motivo por el cual nunca debemos consentir que un niño pegue a otro sin recibir un castigo, aunque algunos padres gustan decir "¡que espabile!", refiriéndose al más débil. En este sentido, también es muy frecuente que los profesores dejen que los niños solucionen sus propias diferencias, incluso empleando los golpes, considerándolo "cosas de niños" sin importancia. Obviamente, para el ganador la pelea no ha tenido importancia, pero sí para el que ha recibido los golpes. Si los adultos, especialmente los profesores, no emplean el castigo para estos pequeños matones, siempre habrá niños que utilicen la violencia para conseguir sus fines.

Algunos consejos:

Nunca pegue azotes o cachetes a los niños. Estará empleando con ello la violencia física como un medio para educar.

Si tiene que castigar emplee primero algún truco psicológico. Si se siente desplazado a causa de su acción, tratará de ser mejor la próxima vez. El pequeño debe entender que su comportamiento hace daño a los demás y que por ello nadie querrá compartir nada con él, ni siquiera compañía.

La recompensa parece ser el mejor sistema para encauzar a los niños, aunque el premio no tiene que ser siempre material. El cariño hace milagros.

Si su hijo frecuentemente se comporta bien tiene que valorárselo y demostrarle que se da cuenta. Todos los niños agradecen que les feliciten y la mayoría de sus acciones están enfocadas a conseguir el aplauso de los mayores. Cuando un niño realiza con esmero unas tareas en el colegio, en realidad está pensando en la felicitación que le dará su profesor o sus padres por ello. Del mismo modo, un niño se comerá toda la comida con más satisfacción si sabe que sus padres se alegrarán por ello.

En el colegio es vital que los profesores feliciten a los que demuestran más interés en hacer bien sus trabajos, aunque ello no quiere decir que menosprecien a quienes, aún intentándolo con firmeza, nunca consiguen mejorar sus notas a causa de sus condiciones intelectuales. Está admitido que los profesores que tratan niños con minusvalías lo deben hacer con gran delicadeza y aplaudiendo cualquier tarea medianamente bien realizada. Pero en los colegios solamente se premia al que saca buenas notas, no especialmente a quienes se esfuerzan. Un niño que intenta hacer bien sus cosas y no lo consigue, necesita tantos aplausos como aquél que saca siempre sobresalientes.

Sea flexible con el castigo. No trate de mantener sus palabras para demostrar lo fuerte que es. Aunque haya dicho acalorado, "tres días sin ver los dibujos de la televisión", conviértalos en uno solamente. Usted no es un carcelero; es un padre, o una madre.

El problema surge cuando uno de los dos padres no quiere levantar el castigo. Sin lugar a dudas, ese progenitor será, a los ojos del niño, el malo y a nadie le agrada que le cuelguen ese papel. Ya están lejanos los tiempos en los cuales la madre solía amenazar al niño con "¡cuando venga tu padre te vas a enterar!". En aquella época el padre simbolizaba para el niño el demonio en persona, mientras que la madre era la Virgen María reencarnada. Por tanto, en el hogar nadie debe asumir el papel de inquisidor o carcelero. Si hay discrepancias entre el tipo de castigo a imponer o la duración, deberán discutirla los padres en privado hasta llegar a un acuerdo; nada difícil puesto que, a fin de cuentas, se trata de su hijo.

Una vez cumplido el castigo, fuera rencores. Prohibido volver a hablar de ello y hay que demostrar que se le sigue queriendo como antes, aunque haya sido malo.

Acompañe al niño en su castigo. No le deje solo "para que aprenda".

Si el niño manifiesta arrepentimiento no le quedará más remedio que levantar el castigo. Los jueces no lo suelen hacer, pero usted ni es juez ni está tratando con delincuentes.

Nunca obligue al niño a que diga palabras que no sienta. Tampoco le fuerce a que de un beso a ese compañero suyo que tanto daño le suele hacer. El acercamiento debe venir siempre del culpable, no de la víctima.

Si su hijo reincide una y otra vez en portarse mal, suele dar resultado privarle por algún tiempo de algo que le gusta. Primero emplee los razonamientos o ponerse serio con él. Cuando todo fracase adviértale sobre las consecuencias, antes de ejecutarlas. Esto es similar a las señales de tráfico prohibitivas. Todos sabemos las consecuencias si no las tenemos en cuenta y debemos asumir el castigo si decidimos ignorarlas.

Ojo:

No le digan nunca al niño: "¡Te odio!" o, "¡No te voy a querer nunca más en la vida!". Para un niño pequeño su mundo empieza y termina en su hogar, en sus padres; no sean crueles empleando este tipo de comentarios. De todas maneras, si considera que se ha pasado con el castigo, ya sabe que los besos hacen milagros.

No le amenace con castigos terroríficos, como por ejemplo: "me voy a marchar de casa y te dejaré solo", "voy a llamar al coco para que te coma", "te llevaré al cuarto de las ratas", "esta noche vendrá el diablo y te llevará al infierno para que te quemes".

Para usted eso solamente serán palabras, para el niño suponen momentos de pánico.

Divorcios

Ya nadie duda que "los padres son los que se divorcian, los niños no"; pero, aún así, hay quien sigue empeñado en separar a los hijos de uno de los progenitores. Utilizándolos como venganza o como moneda de cambio, la persona que se queda con la custodia de los hijos amenaza y chantajea al otro para conseguir su propio beneficio. Escudándose en que "los niños necesitan tranquilidad" o "lo principal son los estudios", privan a sus hijos de ver al padre que ya no vive con ellos. Y en caso de que no se paguen las pensiones alimenticias, lo primero que utiliza es la privación de ver a los hijos. "Si quieres verlos, paga", es todo cuanto dicen sin la menor vergüenza. Cambian hijos por dinero.

USTED DEBE SABER QUE:

Los hijos siempre sienten el divorcio de sus padres, incluso siendo mayores.

Usted puede que se haya equivocado con su matrimonio, pero el error lo deberían pagar solamente los esposos, no los hijos.

No es totalmente cierto que cuando un matrimonio se lleva mal lo mejor para todos es el divorcio. Posiblemente sea lo mejor para los esposos, pero no para sus hijos.

El peor momento, me refiero siempre a los niños, para el divorcio es cuando los hijos tienen entre 3 y

63

7 años. En esa época su vida empieza y termina en el hogar y no conocen ni sienten interés por otro mundo. Si han decidido divorciarse sería conveniente que reconsiderasen su postura y trataran, al menos, de retrasarlo.

Los hijos deben estar siempre al margen de los problemas de los padres.

Nunca les ponga en el dilema que escojan con quién quieren estar. Casi siempre desean estar con ambos.

Evite que ellos se sientan culpables de su divorcio.

Habitualmente, quien abandona o es expulsado del hogar es quien lleva la peor parte con respecto a los hijos.

No trate de explicar a sus hijos las razones por las cuales sus padres se van a divorciar. Un niño no puede entender la complejidad de las relaciones humanas.

Intente, por encima de todo, que no sienta miedo ante la nueva situación y que sepa que ambos padres le siguen queriendo y podrá verles siempre que lo desee.

Ningún juez puede impedir a un padre o madre que vea a su hijo. Si una sentencia inhumana dice algo similar recúrrala tantas veces como haga falta y si, aún así, la sentencia se mantiene, escuchen sus corazones y compórtense como personas que realmente quieren a sus hijos. Los hijos, a no ser que hayan sido manipulados psicológicamente, quieren seguir viendo a sus padres diariamente.

Si ya están separados, no establezcan una lucha para ver quién aporta más bienes al niño, ni traten de abrumarle a besos y caricias. Aunque les siente mal, deben tratar de mantener ambos las relaciones con los hijos, evitando que el nuevo padrastro o madrastra ocupe el sitio del verdadero progenitor. El término "papá y mamá", solamente se debe emplear en los verdaderos padres.

El sueño

El sueño, el descanso diario, es tan necesario para la salud como el comer. Nuestro organismo aprovecha precisamente las horas de sueño para restaurarse y mejorar, como si fuera un ejército que repone fuerzas después de la batalla. Es en ese momento cuando la salud se restablece, la mente se apacigua y los instintos se adormecen. En los niños, además, es cuando la hormona del crecimiento se segrega en mayor cantidad y les proporciona pequeños y continuados aumentos de estatura.

He aquí unas normas para un buen dormir:

No existe una hora mejor para irse a la cama, siempre que no disminuya el número de horas que cada persona necesita. No obstante, seguir los dictados de la naturaleza y acostarnos con la llegada de la noche no es una costumbre social, sino que obedece a nuestro propio ritmo biológico. Levantarse al amanecer, cuando el sol comienza a salir en el horizonte, sigue siendo uno de los placeres más intensos de nuestra vida.
Tampoco existen unas horas concretas para dormir y cada uno debe adaptarlas a sus necesidades.

Estas necesidades pueden variar periódicamente, dependiendo de nuestras actividades y necesidad de reponer energías. Las ocho horas establecidas como imprescindibles son bastante acertadas y suelen corresponder precisamente a las horas sin sol.

Los niños pequeños necesitan dormir mucho, mientras que los ancianos restablecen sus fuerzas con apenas seis horas.

En los niños es vital la rutina a la hora de cenar y acostarse. Que cenen temprano y se acuesten temprano, siempre y cuando no convierta esta sana costumbre en una dictadura o una norma imposible de alterar.

Si puede prescindir del despertador mejor. Deje que su ritmo corporal les indique cuándo llega la hora de levantarse. Si deben cumplir un horario estricto por cuestiones de estudios, ponga el despertador, pero como emergencia, y trate de lograr que se despierten sin su ayuda. Hágales responsables de sus actos desde pequeños.

Los días de fiesta no intente que duerman más de lo que necesitan. Si permanecen en la cama demasiado tiempo se encontrarán cansados todo el día. No les fuerce, por tanto, a que se queden en la cama por aquello de que es domingo. Déjeles que se levanten cuando quieran.

OTRAS REGLAS SOBRE EL SUEÑO DE LOS NIÑOS

No minimice sus terrores nocturnos. Levántese y acompañe a su hijo si tiene pesadillas o miedo a la oscuridad. Existen unas lámparas de consumo casi nulo que mantienen la habitación con una luz discreta y que les ayudará a dormir. Especialmente, no les critique por tener miedo, ni se burle de ello.

Nunca les abochorne o castigue por hacerse pis en la cama. Se trata de un problema de salud que requiere tratamiento médico, no broncas. Por supuesto, ni se le ocurra comentarlo a sus amistades o amiguitos. Eso es una crueldad que ni siquiera debe emplearse como amenaza.

Es posible que determinados días su hijo necesite que le acompañen hasta que se duerma o incluso que desee acostarse con sus padres. Sea flexible y adáptese a sus necesidades. Los niños también tienen problemas de soledad y depresiones con la misma frecuencia que los adultos.

CAPÍTULO 5

EL PSICÓLOGO INCOMPETENTE

Antes que nada, quisiera recordar que los psicólogos tampoco están exentos de culpa en esto de perjudicar a los niños, poniendo etiquetas con demasiada rapidez y facilidad, y estableciendo terapias en niños que solamente manifiestan una personalidad pujante y aún sin completar.

Para que usted sepa distinguir al buen psicólogo del malo, le voy a nombrar algunos de los trucos que suelen utilizar los farsantes para lograr una clientela fiel y sumisa.

Truco 1. *Desechar el problema presente por intrascendente.*

Insisten en que el problema que trae el paciente no es importante. Sugieren "desecharlo como un mero síntoma y cambiar la conversación hacia cualquier otro tema". Esta maniobra permite al terapeuta evitar saber el verdadero motivo del sufrimiento del paciente, buscar razones ocultas, advirtiéndole de los peligros de abandonar la terapia sin descubrir la causa.

Truco 2. *Rechazar tratar directamente el problema que se presenta.*

Primero le dicen al paciente que su problema tiene "raíces profundas". Es un afianzamiento del consejo anterior. Si se produce alguna resistencia, puede explicar al paciente que "si el problema que presenta se resolviera sin saber el origen, algo peor aparecerá". Este mito incluso alentará a los pacientes a colaborar desarrollando un temor a mejorar y recuperarse rápidamente. Lo suyo –insisten- requiere tiempo... y dinero.

Truco 3. *Demonizar*

Suelen buscar un culpable, un demonio, en cualquier parte, especialmente hacia alguien sobre el cual ya no se tiene control, como su abuelo o un padre ausente. De esta manera, la culpa, al ser dirigida siempre a otra parte, permite que el afectado pueda eludir la responsabilidad sobre el problema. Esta táctica alienta un sentimiento de impotencia e indefensión en los pacientes, pero el psicólogo queda absuelto si no es capaz de curarle.

Truco 4. *Utilizar etiquetas que desafíen cualquier nueva conclusión.*

Poner rápidamente una etiqueta al paciente alivia mucho el diagnóstico certero, y evita que el terapeuta sea juzgado negativamente. Tardar en denominar el mal con un nombre científico provoca desconfianza. El paciente debe salir con un nombre con el cual mencionar su enfermedad casi desde los primeros momentos. Cuando el paciente es agresivo o posee parcelas de poder social, las etiquetas casi le alivian, pues al menos sabe cómo se llama su desazón o pesadumbre.

Truco 5. *Poner énfasis sobre una solución única, sin importar lo heterogéneo que sea el problema.*
Aquí puede aplicarse esta frase: "cuando la única herramienta que tienes es un martillo, todos los problemas comienzan a parecer clavos". Así, si la solución no llega y el problema se enquista, siempre se le pueden decir aquello de "he hecho todo lo humanamente posible", lo que supone un eufemismo para reconocer la ineptitud.

Truco 6. *Repetir el pasado.*
Algunos suelen intentar solucionar los problemas de conducta del paciente de la misma infructuosa manera que ya hicieron otros y con el mismo entendimiento limitado que la familia del paciente y anteriores terapeutas han utilizado. Así se ahorran mucho trabajo.

Truco 7. *Admitir el diagnóstico de otro terapeuta.*
Admiten sin más el diagnóstico anterior. "Mi hijo padece esquizofrenia paranoide" -alerta el padre nada más entrar con su hijo-. En este momento, la etiqueta ya es bien visible en el rostro del paciente, y eso que fue puesta por otra persona, seguramente equivocada. "Veremos qué se puede hacer con esa esquizofrenia" –dirán entonces con sobriedad-. Magnífica frase para no tener que empezar de cero.

Truco 8. *Sólo funcionan los tratamientos a largo plazo*.

Aunque nosotros lo juzguemos como fracaso, para muchos terapeutas es la mejor coartada para su ineptitud. ¿Para qué cambiar de médico si lo nuestro no tiene cura? Cuando el psicólogo insiste en que la enfermedad es crónica conseguirán dos cosas: una, tener un cliente fijo para toda la vida; dos, que nadie les juzgue si no hay mejora.

Truco 9. *Evitar la imaginación*.

Es importante hablar mucho de las fantasías de la mente y llamarlas "ideas delirantes", advirtiéndole de que cualquier pensamiento imaginativo es "alejarle de la realidad". Así quieren evitar que se imagine siendo curado por otro terapeuta más hábil.

Truco 10. *Guardarse de los pobres*.

Los pobres son su peor cliente porque suelen insistir en resultados, ya que no disponen de mucho dinero para largas y costosas terapias. A estas personas el prestigio social del psicólogo no les importa, solamente lo que ellos sienten, y así no es fácil curar. Por ello, el diploma de "licenciado en..." no les impresionará.

Si el psicólogo elegido por usted es adicto a alguno o varios de estos trucos, aléjese de él. Solamente perderá tiempo y mucho dinero.

Alteraciones psicológicas más habituales en las consultas

Dislexia

Incapacidad o dificultad de algunos niños para leer y escribir correctamente, sin tener por otro lado, una deficiencia intelectual, motriz, visual o en cualquier otra que explique mejor dicho trastorno.

Anteriormente, cuando la psicología era solamente un esbozo, nadie se preocupaba porque su hijo tuviera algunas dificultades para aprender a leer y escribir, considerándose que el paso del tiempo terminaría por poner las cosas en su sitio. Y es que del mismo modo que las personas nacen con inclinaciones y aptitudes hacia las cuatro grandes materias del saber –ciencias, letras, arte o filosofía-, los niños manifiestan desde muy pequeños esta inclinación. Para ellos leer no es una labor fácil, más que nada porque el lenguaje escrito es complejo, demasiado apartado del lenguaje hablado. Por eso es normal que hasta que entienden ese complejo mundo de grafías su mente suele adoptar cierta rebeldía. Aprender es, pues, cuestión de tiempo y modo de enseñanza; nada más. Le recuerdo la frase de "No hay mal alumno, sino pésimo profesor".

Sin embargo ahora, desde el momento en que el niño no consigue hablar fluidamente, leer con precisión o escribir con buena y adecuada caligrafía, ya tenemos alguien detrás que nos aconseja que le llevemos al psicólogo. Por eso los logopedas y demás psicólogos del aprendizaje han proliferado más que los informáticos, que ya es comparar.

¿Sinceramente cree que si deja pasar el tiempo su hijo será un torpe mentalmente? ¿Por qué no le deja en paz, se guarda su dinero y espera que los años hagan el milagro de conseguir que su hijo sea "normal"? Una última advertencia: padecer defectos disléxicos es propio de niños con alto cociente intelectual y todos los niños, absolutamente todos, terminan por aprender a leer y escribir

Flores de Bach recomendadas: Aspen, Larch

Terrores nocturnos

Si usted tuvo la estúpida costumbre de asustar al niño con "el coco", "el hombre del saco", "el demonio" o "las ratas", cada vez que quería recriminarle su comportamiento incomprensible (para usted, no para el propio niño), no se queje que ahora le asuste la noche o la soledad. En realidad a todos los adultos nos sigue asustando un parque oscuro y solitario, o un ruido imprevisto en una habitación supuestamente vacía, pero esto forma parte de nuestros miedos asumibles. También nos da miedo tener un cáncer, quedar en paro, que nos atraquen cuando acabamos de sacar el dinero del banco, y hasta que nos amenacen con partirnos la boca por un asunto de tráfico. Así que si los adultos, con tanta experiencia, tenemos un montón de miedos considerados "normales", ¿por qué les llamamos "miedos patológicos" a los que sienten los niños?

Bien, he aquí algunas recomendaciones para aquellos niños a quienes la oscuridad de su dormitorio les resulta especialmente tenebrosa:

Tranquilícele, consuélele y abrácele si se despierta asustado por una tenebrosa pesadilla.

Pídale que se la cuente durante el día.

Aunque los programas de televisión (especialmente el telediario) o las películas puedan fomentar el miedo, no le tape los ojos cada vez que salga una escena escabrosa. Así no le curará nunca. El miedo se vence poco a poco, pero hay que afrontarlo y admitir que determinadas situaciones son espantosas.

Deje abierta la puerta de su dormitorio y asegúrele que estará vigilante.

No tenga reparo en dejarle un peluche o juguete que le inspire confianza. De mayores hay mucha gente que lleva siempre en su cartera una imagen de la Virgen de los Desamparados o similar para que le proteja de todo mal, y nadie le recomienda que acuda presto al psicólogo por ello. Venga, admita que los fetiches psicológicos los tenemos todos.

Deje que su hijo se acueste eventualmente en la cama de los papás. Una noche es una noche.

No pase mucho tiempo buscando al "monstruo" del armario, en un intento de demostrarle que no hay nadie. Bueno, las películas nos han dicho que en ocasiones sí los hay, pero son los actores quienes deben pelear con ellos, no los espectadores desde su butaca.

La mayoría de los cuentos suelen tener un malvado o bruja cruel, así que tenga cuidado. Hasta Peter Pan tenía que luchar contra el Capitán Garfio para que no le rebanase el pescuezo. O busca siempre historias de hadas buenas y angelitos del cielo, o le explica eso de la moraleja: todos los malos acaban pagándolo y el bueno sale victorioso y se queda con la guapa princesa. Pruebe también contándole chistes o anécdotas alegres de su vida. Y si todo le fracasa, ya sabe el remedio universal: hágale cosquillas.

Finalmente, hágale fuerte y explíquele que el miedo es normal pero que debe vencerlo.

Flor de Bach recomendada: Rock Rose

Agresividad

Decía Freud que la agresividad es una respuesta a las frustraciones, pero mucho me temo que en los niños no es posible, por falta de tiempo vivido. Cuando somos mayores parece ser que un poco de agresividad laboral, social e incluso sentimental, suele ser recomendable para lograr nuestros objetivos, o al menos para defender lo nuestro, el territorio inviolable en el que nadie debería entrar sin permiso. Pero los niños siempre forman un mundo aparte de los adultos y lo que a nosotros nos está recomendado a ellos se les reprime. "Cuando seas padre, comerás huevos –que se dice-".

Si un día, pongamos por ejemplo, nuestro pequeño viene de la guardería con un ojo morado no le podemos pedir que al día siguiente otorgue un beso a su agresivo compañero. Más bien seremos nosotros los que acudamos para ver si alguien necesita un serio correctivo. Entonces ¿cuál es el límite para una respuesta agresiva? Es bien sencillo: el límite es cuando alguien quiere tomar lo que no le corresponde o quiere imponer su ley por la fuerza de las manos; y en eso muchos niños son unos maestros casi desde que nacen. Toda conducta antisocial debe ser reprimida enérgicamente desde la niñez, pues después se convierte en un hábito para conseguir nuestros propósitos con el mínimo esfuerzo. Así que contra la agresividad, el oportuno y proporcionado castigo.

Flores de Bach recomendadas: Cherry Plum (Cerasífera), Vine

Timidez

La timidez es propia de los niños y los adolescentes, inseguros ante un mundo desconocido en el cual deben integrarse cuanto antes. Por eso, en ocasiones se califica como tímido al niño que no se encuentra a gusto o, simplemente, a quien tiene miedo de una situación desconocida, exigiéndole que se muestre seguro y dicharachero ante personas bien conocidas para nosotros, pero no para él. "Anda –dice su madre-, dale un beso a tu tía la del pueblo y no seas tímido". Pero al niño la cara de esa tía no le resulta familiar y desconfía, más que nada si tiene verrugas en la cara.

Con el tiempo, se denominan como tímidos a niños reflexivos, individualistas y con tendencia a la abstracción, exigiéndoles que sean iguales a los demás. Déjeles en paz, de verdad.

Flores de Bach recomendadas: Heliantemo, Centaury

Autismo

Si su hijo sale autista –que ya es mala suerte-, no se preocupe, porque seguramente tiene mejor solución de lo que parece. El verdadero autista suele tener problemas para relacionarse, incluso con sus padres, dificultad para la expresión verbal y no verbal, y con frecuencia crisis histéricas. Su imaginación, no obstante, suele ser fluida (por eso no les importa permanecer solos y aislados), con lo que podríamos considerar que hasta son felices.

Actualmente la medicina natural recomienda que se les administren de forma continuada y por tiempo impreciso, ácidos grasos esenciales (omega 3 y 6, lecitina, leche de soja), suprimiendo de forma radical la leche de vaca y las grasas saturadas. Olvídense de las vacunas, posiblemente las responsables de esa anomalía psicológica.

Flores de Bach recomendadas: Water Violet, Clematis

Enuresis

La pérdida involuntaria de orina, acaecida durante el sueño es normal en niños incluso hasta los 5 años. Después de esta edad hay que corregirla, pues causa muchos trastornos psicológicos al niño por no poderse incorporar a una vida social colectiva. La imposibilidad de dormir en casas de amigos o acudir a campamentos e incluso hoteles, le ocasiona un serio revés en su desarrollo emocional. Por supuesto, la ira de sus padres cada vez que se orina en la cama agudiza el problema, en lugar de mejorarlo. Detrás de estos niños suele haber un progenitor que le intimida, aunque con mucha frecuencia es puramente genético, existiendo varios casos en la misma familia.

La solución es reeducar el esfínter de la vejiga para que funcione de forma autónoma durante el sueño. Como si de un músculo se tratara, hay que pedirle que durante el día reprima eventualmente su deseo de orinar cuando sienta deseo, para que haga fuerte el esfínter. Poco a poco, logrará controlar a voluntad la emisión de orina y ese reflejo se ampliará incluso durante el sueño, consiguiendo la curación en poco más de un mes de "gimnasia".

La medicina natural recomienda las pipas de calabaza y la cola de caballo, planta que se le dará de forma exclusiva por la mañana.

Flor de Bach recomendada: Estrella de Belén

Tartamudez

Este trastorno del habla, ahora menos frecuente que hace años, afecta de modo intenso la comunicación verbal de las personas, hasta el punto en que llega a ser complicada la relación social. Las interrupciones involuntarias en la fluidez del habla se acompañan de tensión muscular en cara y cuello, miedo a intentarlo de nuevo y estrés, lo que ocasiona poco a poco un trastorno psicológico.

Objetivo preferido de los malos humoristas, estos minusválidos del habla no gozan de la consideración que obtienen otras minusvalías, por ejemplo la sordera, ni mucho menos la ceguera, no existiendo hacia ellos ni la comprensión social, ni las ayudas sociales de los otros.

Como en tantos trastornos del sistema nervioso, se recomienda dosis continuadas de ácidos grasos esenciales, Hipericón y vitaminas del grupo B.

Flores de Bach recomendadas: Mimulus, Gentian

Hiperactividad

Esta es una alteración del comportamiento que está alcanzando rasgos de epidemia mundial, lo que nos lleva a la conclusión de que realmente se está medicando a miles de niños sin una razón justificada. La hiperactividad infantil, también conocida como Síndrome de Atención Primaria, es parecida a lo que antes denominábamos como "niños traviesos", un rasgo de la personalidad que con el paso de los años se corregía sin mayores problemas.

El asunto es que ahora, al considerar como niño hiperactivo a un simple niño travieso, se encuentra una justificación para medicarlo durante meses, ganando con ello el laboratorio fabricante del Metilfenidato, y el psiquiatra de la consulta.

¿Cómo es posible que se consienta medicar con un psicofármaco a niños? Los efectos secundarios que con seguridad aparecerán a los pocos años en el psiquismo de esos inocentes niños, le dejarán serias secuelas para toda la vida, pero hasta entonces muchas personas comerán mejor.

Insistimos en lo más simple: dejar pasar los años y darle un suplemento de ácidos poliinsaturados.

Flor de Bach recomendada: Verbain

CRECIMIENTO PSICOLÓGICO Y FÍSICO ESTÁNDAR

He sustituido el término habitual de "crecimiento normal" por el de "crecimiento estándar", puesto que esa desafortunada frase da lugar a no pocos sustos entre los padres al notar que su pequeño no está dentro de esa tabla rígida que presentan algunos manuales. Si bien es cierto que se debe acudir al médico cuando veamos una anomalía manifiesta, no debemos hacerlo cada vez que notemos que nuestro hijo no está dentro de esas tablas de pesos y medidas que manejan los médicos.

Física e intelectualmente, cada niño se desarrolla a su propio ritmo y manera y esas tablas, incluida la que ahora les mostraremos, son solamente referencias y no verdades inmutables. Un niño, su hijo, no lo olvide, crecerá según su organismo lo decida y su psiquismo se irá desarrollando según la Madre Naturaleza decida, así que no le traumatice llevándole continuamente al médico. Los niños son pequeños, pero saben escuchar y ver, y le quedarán muy grabadas en su mente las múltiples conversaciones que sus padres tengan con los médicos, especialmente cuando se refieren a "no crece", "parece tonto", "suspende en el colegio" y "se deja pegar por sus compañeros". Si tiene que hablar mal de él con el médico, hágalo en privado.

Un desarrollo medio:

30 días: agarra el dedo o un objeto que le ponen en la mano

60 días: puede levantar la cabeza tumbado boca abajo. Comienza a sonreír.

6 meses: emite sonidos que los padres gustan de identificar.

7 meses: puede aguantar un tiempo sentado.

9 meses: comienza a moverse o gatear.

10 meses: se desplaza con facilidad e intenta ponerse en pie.

12 meses: comienza a hablar, da palmadas y efectúa sus primeros pasos.

15 meses: se entretiene con sus juguetes y se mantiene en pie sin problemas.

18 meses: se levanta y sienta sin ayuda.

2 años: puede bajar y subir escaleras. Aumenta su fuerza sensiblemente.

3 años: intenta vestirse él solo.

Un consejo:

Nunca someta a su hijo a un test de inteligencia. Un niño puede estar muy dotado para unas cuestiones y ser torpe para otras. Ningún test puede evaluar todas ellas, al menos las 120 funciones conocidas. Los que tienen habilidades para las ciencias suelen ser torpes con el arte y las manualidades, y viceversa.

La memoria no es síntoma de inteligencia y en ocasiones sirve para camuflar muchas torpezas. Un niño debe entender lo que aprende, nunca memorizarlo. Si no lo entiende puede ser por alguna de estas razones:

No se lo han explicado correctamente.
No le gusta lo que le enseñan.
No dispone de buena salud.
El ambiente no es adecuado.

Si acude a un psicólogo por bajo rendimiento escolar, tenga en cuenta que solamente le podrá proporcionar una conclusión superficial, puesto que no conoce todo el entorno del niño, incluido el nutricional. Sus conclusiones serán solamente son parciales y nunca concluyentes ni definitivas.

No debe olvidar, también, que el desarrollo intelectual de un niño depende básicamente de:

La herencia
La familia
La alimentación
El colegio
Los amigos y el medio social
Los estímulos que vaya recibiendo
La posibilidad que tenga para desarrollarla

CAPÍTULO 6

ALIMENTOS Y NUTRIENTES DE ESPECIAL INTERÉS

Al igual que la educación de sus hijos es asunto suyo, no delegue tampoco su alimentación en nadie, aunque para ello deberá estar debidamente informado sobre nutrición. Sabemos que es muy cómodo para todos llevarles periódicamente al pediatra y que éste establezca las pautas a seguir en cuanto a medicamentos y alimentación, contribuyendo así a que los padres se relajen totalmente de sus propias obligaciones. La salud de los niños es asunto de los padres, aunque si estos no llevan un tipo de vida sencillo y saludable involucrarán con sus errores a los hijos, no sirviendo de nada que acudan al médico cada quince días. Un buen estado físico no se logra con medicamentos, ni mucho menos con análisis o radiografías, sino llevando una vida saludable, cuidando la alimentación, manteniendo en los hogares un ambiente de cariño y garantizando un descanso recuperador. Los médicos son la alternativa en caso de enfermedad, pero no los guardianes de su salud.

Según la UNICEF (organismo mundial que se ocupa del bienestar de los niños del mundo entero), el principal problema está en la desnutrición, unido muy de cerca a la mala nutrición y los malos tratos.

85

La desnutrición es una emergencia en muchos países del Tercer Mundo, un mal silencioso e invisible, que ocasiona un tributo terrible sobre los niños y sus familias. Es el resultado de numerosas causas, entre ellas la falta de alimentos baratos, la ausencia de latifundios que permitan cubrir las necesidades de grandes grupos de población, las prolongadas épocas de sequía, e incluso los deficientes sistemas de distribución ocasionados por el calor y el pillaje. En el Primer Mundo, es la nutrición incorrecta la más extendida, especialmente porque los padres confunden calidad de un alimento con el precio. De este modo, niños que viven en familias económicamente bien situadas pueden acusar numerosas deficiencias en alimentación, siendo un ejemplo de ello el consumo masivo de carne de mamíferos, verdadera lacra en occidente. Si a esto añadimos el que sea habitual la sustitución del agua por vino o gaseosas, y el refinado de las harinas de cereales, es fácil comprender porqué la malnutrición infantil es una paradoja en las familias opulentas, más que en las pobres.

Estas carencias suelen abarcar muchos nutrientes, no solamente las vitaminas, pues el refinado de los alimentos y el empobrecimiento en nutrientes del terreno agrícola por forzar las cosechas, es la causa más común de carencias de nutrientes en nuestros alimentos.

Contrariamente a lo que muchos piensan, el problema de la desnutrición no se limita a si un niño puede satisfacer su apetito con alimentos disponibles. Ese niño puede ingerir una cantidad suficiente de alimentos como para calmar su hambre inmediata, y estar, sin embargo, malnutrido. Este efecto suele ser habitual en los niños gorditos, quienes acusan con frecuencia anemia o raquitismo, además de bocio. Las madres gestantes, además, con su obsesión por no engordar demasiado durante el embarazo, suelen privar a sus hijos no nacidos de multitud de nutrientes que afectarán su desarrollo desde el nacimiento. Si su médico le insiste en que debe mantener determinado peso durante el embarazo, cambie de médico. Cada mujer engordará lo que su organismo y el de su futuro hijo demanden, y eso está controlado por el apetito, el cual puede parecer caprichoso pero que es más certero que la opinión superficial del médico.

Los niños malnutridos tienen una mayor tendencia a morir como consecuencia de las enfermedades comunes de la niñez, a diferencia de quienes reciben una nutrición adecuada. Las investigaciones demuestran que existe una relación entre la desnutrición a edad temprana -incluso durante el período de crecimiento del feto- y el posterior desarrollo de enfermedades crónicas, como las enfermedades coronarias, la diabetes y la alta presión arterial. Esto representa un motivo de preocupación adicional en aquellos países donde la malnutrición ya es un problema grave.

UN CONSEJO

Antes de acudir al pediatra o al psicólogo por un bajo rendimiento escolar, examine la alimentación que les ofrece a sus hijos. Ellos no deben comer igual que un adulto, ni en cantidad, ni en tipo de alimento. La carencia de yodo ocasiona retraso mental, lo mismo que la ausencia de ácidos grasos esenciales. El empleo de sal yodada y comer pescados azules, sería suficiente para cubrir ambas carencias.

SOBRE LA SAL

Si los padres toman los alimentos con poca sal no deben cocinarlos del mismo modo para los niños. Los niños, y el resto de las personas sanas también, necesitan sal en los alimentos. Sin ella la digestión es difícil, la comida tiene peor sabor y la tensión arterial sufre muchas oscilaciones. En verano, además, no tomar alimentos ricos en sal supone un riesgo grave de deshidratación. Para que comprenda la importancia de la sal le diré que nuestras células necesitan sodio para retener los líquidos en su interior, así como para asegurar la adecuada cantidad en la linfa y el plasma. El potasio, por el contrario, interviene en la eliminación del sobrante, consiguiendo así entre ambos que el cuerpo esté perfectamente hidratado. Hoy en día, sin embargo, hay una guerra desmedida hacia la sal, un bien preciado que dio origen a la palabra "salario", el modo de pagar los servicios de los trabajadores mediante porciones de sal marina. Tan importante era considerada en la antigüedad la sal, que los países más ricos eran aquellos que disponía de minas o salinas que vendían a otros países a cambio de alimentos o vestimentas. Era, pues, un elemento valioso sin el cual ningún soldado acudía a la guerra. Los médicos lo saben, y por eso uno de los protocolos imprescindibles cuando entra una persona en un hospital de urgencias es ponerle un suero salino, lo que demuestra que la sanidad no ha olvidado su vital importancia para mantener la vida. Sin embargo, es difícil evaluar cuál es la reposición de volumen correcto en pacientes críticos hospitalizados, en quienes el efecto a largo plazo de las distintas soluciones suele quedar enmascarado por las complejas alteraciones fisiopatológicas propias de estos pacientes.

He aquí algunas consideraciones para que evalúe la importancia de utilizar sal común, por supuesto sin refinar:

Aproximadamente un 50% del sodio (Na) corporal total, se encuentra en huesos y dientes.

El sodio no sólo entra y sale del organismo, también mantiene un equilibrio entre los tres compartimientos de fluidos, encontrándose en la mayoría de las secreciones corporales.

Junto con el cloro (Cl) es el responsable directo de la osmolaridad plasmática, el volumen extracelular.

Mantiene la actividad eléctrica de las neuronas.

Encargado de la respuesta del sistema cardiovascular.

El cloro (Cl), por su parte, es el principal anión del líquido extracelular, esencial para la producción de ácido clorhídrico en el estómago.

El cloro actúa, junto al sodio, manteniendo la presión osmótica de la sangre, Su reabsorción en el riñón es secundaria a la del sodio; es decir, cada ion sodio reabsorbido se acompaña de un ion cloro o bicarbonato. La aldosterona (hormona segregada por la glándula suprarrenal) controla indirectamente la reabsorción de cloro.

El cloro está implicado en la regulación del equilibrio ácido básico en el organismo. También tiene una importante función de tampón en el intercambio de oxígeno y dióxido de carbono en los eritrocitos sanguíneos.

Es responsable de mantener la neutralidad eléctrica del pH, convertir la glucosa en glucógeno, y mantener la concentración adecuada de bicarbonato.

Ambos minerales son muy importantes en la secreción gástrica por formar parte del jugo gástrico.

¿Es necesario insistir en la importancia del cloruro sódico o sal común? Posiblemente habrá oído que con la cantidad presente en los alimentos no necesitamos nada más, pero esto no es cierto, siendo especialmente improcedente beber agua mineral pobre en sodio. Si se anuncia como agua mineral ¿por qué le privan precisamente de estos iones tan preciados?

¿Y qué me dicen del error en dar a los bebés "potitos" infantiles sin sodio, o de confundir a las personas insistiendo en que el agua pobre en sodio contribuye a adelgazar?

Usted, amigo lector, debería empezar a no creer en las modas o la publicidad. Así que comience por volver a echar sal en sus comidas para hacerlas más sabrosas y digestivas. Debo recordarle también que la hipertensión no está causada por la ingesta de sal, aunque si usted es hipertenso deberá moderar su consumo, pero nunca eliminarlo. No obstante, quisiera recordarle que estoy hablando de sal marina sin refinar, rica en sodio, cloro, yodo, magnesio, manganeso, calcio, oro, bromo y otros oligoelementos imprescindibles para la vida. La encontrará en cualquier herbolario.

CARNE POCO RECOMENDABLE

Si usted, equivocadamente, cree que está alimentando bien a sus hijos por comprar los alimentos más caros (jamón serrano, carne de ternera, cordero o mariscos), debería revisar sus conocimientos sobre nutrición. Un alimento no se mide por su precio en el mercado, sino por su aporte equilibrado en nutrientes y por ser adecuado para la infancia.

La alimentación de un niño hasta los 12 años debe estar constituida en un 80% de cereales, hortalizas, legumbres y fruta. El resto, ese 20%, déjelo para el pescado y las verduras. Como verá no queda espacio para la carne, aunque no estamos en contra de que se incorpore algo de carne de ave.

En muchos casos, la malnutrición entraña la carencia de "micronutrientes", substancias tales como los oligoelementos, los antioxidantes y las enzimas, que el organismo humano no puede elaborar por sí mismo, pero que necesita, generalmente en cantidades minúsculas, para regular una amplia gama de funciones fisiológicas esenciales. Todos estos elementos se encuentran en gran cantidad en los alimentos de la huerta, las verduras y frutas. La carne de mamíferos, por el contrario, es deficitaria en todos ellos, aunque posee cierta cantidad de vitamina B12 y hierro.

No obstante, quisiera hacer una apreciación que le haga tener para siempre sus ideas claras sobre los que es un alimento correcto y saludable. Los seres humanos podemos vivir perfectamente con los alimentos vegetales, pero nos moriríamos de desnutrición y enfermedades si nos alimentáramos solamente de carne. Un animal carnívoro (un lobo, por ejemplo), aprovecha todo lo que contiene su presa, incluso sus huesos, vísceras, sangre y tendones, pues su corto aparato digestivo le permite metabolizar absolutamente todo en un corto espacio de tiempo. Sus caninos son poderosos para desgarrar y cortar, no teniendo unos molares como los nuestros que deben triturar la fibra. Su estómago, además, segrega una mayor cantidad de ácido clorhídrico aportando una acidez de un pH 1, mientras que el nuestro es de 4 ó 5. Por ello, si observamos la configuración del aparato digestivo de un auténtico comedor de carne, empezando por sus poderosas mandíbulas, nos daremos cuenta que el ser humano no es carnívoro (comedor de carne), aunque nos hemos adaptado generacionalmente a comer de todo para poder sobrevivir. Otro detalle que nos aleja de la conveniencia de comer carne es que no podemos comerla en estado crudo, sangrante y aún caliente. La sangre, por ejemplo, no es absorbida por nuestro intestino, salvo que la calentemos, y lo mismo ocurre con las proteínas de origen animal, las cuales necesitan ser coaguladas previamente para poder ser metabolizadas. Pruebe a comer un solomillo totalmente crudo o una morcilla sin cocinar, y verá de lo que le estoy hablando. También le reto a que mastique un muslo de pollo crudo, con su piel incluida.

Si bien la carne de mamíferos contiene proteínas de alto Valor Biológico (rica en aminoácidos esenciales), su Utilidad Neta es muy baja para los humanos, queriendo decir esto que no la metabolizamos en su totalidad, perdiéndose al menos un 30% en este proceso. De las proteínas de las legumbres, por el contrario, aprovechamos el 100%, pues su Utilidad Neta es muy alta para nosotros.

Aún con todo esto, todavía nos quedarían dos cuestiones para valorar la conveniencia o no de comer carne de mamíferos:

Un alimento debe estar equilibrado en nutrientes, debiendo contener una gran variedad de ellos, y en esto la carne vuelve a perder la partida. Si comparamos la composición de un filete de vaca con la del atún, por ejemplo, veremos las siguientes diferencias:

Vaca (grasas saturadas 13.5, proteínas 18.9, rica en potasio, fósforo, hierro, magnesio y trazas de vitaminas B).

Atún (grasas insaturadas 15.5, proteínas 21.5, rica en calcio, magnesio, hierro, fósforo, vitaminas A, D y complejo B).

Los alimentos no deben valorarse solamente por su contenido nutritivo, sino por la posibilidad de que su consumo prolongado nos cause enfermedades. En este sentido, las carnes vuelven a perder, pues su incidencia negativa en el sistema circulatorio, corazón, hígado y riñones es bien sabida. Ningún médico que se precie daría a un enfermo crónico o grave un filete de solomillo para restablecerse.

Si después de leer este corto informe, usted sigue considerando que las carnes de mamíferos (especialmente la que nos aporta el pernicioso cerdo) es esencial para el desarrollo de sus hijos, es que necesita con urgencia asistencia de un psicólogo.

APETITO Y HAMBRE

La mayor parte del combustible humano se obtiene en forma de hidratos de carbono, entre ellos el almidón, la glucosa y la celulosa. El ser humano manifiesta un apetito desmedido durante toda su vida (mucho más acusado en la infancia) hacia los hidratos de carbono dulces, aunque no se sabe si esta apetencia es debida a una necesidad fisiológica o a hábitos inculcados o adquiridos erróneamente.

Es muy probable que los hábitos alimenticios adquiridos en la infancia marquen posteriormente nuestro apetito y gustos personales, pero también es posible que las apetencias varíen continuamente en función de nuestras necesidades. En este sentido es probable que el rechazo que tienen los niños pequeños hacia los vegetales sea algo razonable, lo mismo que la poca necesidad que tienen de carne. Si en esa edad todo su interés se centra en conseguir dulces, alimentos farináceos, patatas, frutos secos y otros alimentos que algunos consideran de poca utilidad nutritiva, quizá se deba a su instinto y no a un capricho.

Algunos especialistas en nutrición manifiestan que el niño no tiene desarrollado un adecuado instinto de supervivencia como el resto de los animales, y si se le deja que escoja sus alimentos libremente cometerá errores muy graves que le dañarán la salud. Por ello insisten en que una cosa es el hambre y otra el apetito, ya que mientras que el hambre es una respuesta a una necesidad biológica de alimentos, el apetito es manipulable y puede existir incluso con el estómago lleno. Pero mientras que los adultos somos capaces de comer sin tener necesidad de ello e incluso comer más de lo que nuestro organismo demanda (por eso hay tantos obesos entre los adultos), los niños suelen manifestar una hostilidad muy intensa cuando se les obliga a comer más de lo que su cuerpo necesita. Lo que el adulto hace con el niño es obligarle a comer aún cuando no tiene hambre. "Cómete todo. No te levantes de la mesa hasta que no termines todo". Frases tan reiterativas que en ocasiones se nos hacen insoportables.

Para estimular el apetito hay que hacer que los alimentos tengan una presencia y un olor ciertamente agradable, hasta el punto que apetezca comerlos aunque no exista hambre. Un factor que contribuye mucho a eliminar la sensación de hambre es no marcar una rutina en la preparación de la comida. Si esto ocurre continuamente el niño puede perder simultáneamente el apetito y el hambre, ya que su organismo se adapta a las circunstancias y anula ambas sensaciones para evitar sufrimientos. En épocas de penuria económica la sensación de hambre está muy disminuida, lo que se considera una defensa del organismo.

Sin embargo el recién nacido solamente manifiesta hambre, nunca apetito, y cuando tiene necesidad de alimentos su única defensa es el lloro. En esta época la carencia de comida en el momento en que la necesita se convierte en una sensación muy dolorosa, aunque por desgracia las madres no valoran ese llanto de modo diferente a los otros. En un recién nacido hambriento el estómago sufre fuertes contracciones y la necesidad de alimentos es tan intensa que llega a ser atormentante. Si para un adulto hambriento la necesidad de comer le puede impulsar a cometer actos delictivos -tan fuerte es la sensación-, en un niño pequeño el impulso es igual de intenso, aunque solamente dispone del lloro como reclamo.

El niño que no recibe alimentos cuando los demanda con el lloro, tendrá posteriormente un periodo de relajación que varía entre media y dos horas, volviéndose a reanudar posteriormente con más fuerza, aunque afortunadamente la sensación de hambre irá disminuyendo poco a poco.

Otro dato sobre la alimentación infantil parece indicar que su instinto le hace preferir aquellos alimentos que más necesita y si se les dejase elegir siempre sus alimentos lograrían una alimentación equilibrada, ciertamente diferente a la de los adultos. Las mayores diferencias están en que los niños no gustan de esa amplia variedad que tanto hablan los médicos y sus preferencias tienen unos grandes altibajos. Suelen manifestar apetito desmesurado durante unos días hacia un determinado alimento, olvidándose de los otros, y posteriormente inclinarse por otro nuevo y abandonar aquél que tanto les gustaba. Su apetito, por tanto, nunca es variado sino selectivo y parece ser que con ello tratan de cubrir sus necesidades orgánicas. Si necesitan más calcio querrán comer alimentos lácteos y si es de vitamina C les gustarán los zumos de naranja. Por ello y aunque los gustos del niño no sean iguales que los del adulto, ni en cantidad ni en horario de comidas, ni mucho menos en tipo de alimento, hay que tener muy en cuenta sus inclinaciones.

Con el paso de los años el ser humano va cambiando sus preferencias alimentarias y así, esos pimientos fritos que tanto odiábamos en la niñez llegan a ser un manjar cuando somos mayores, del mismo modo que el potaje de garbanzos o las espinacas con bechamel son un delirio gastronómico a los 40 años y un tormento a los 7. Con nuestras apetencias estamos demandando los alimentos que nuestro cuerpo necesita en ese momento, del mismo modo que durante la temporada veraniega nos apetece más una ensalada fresca de lechuga y tomate, que una fabada caliente.

Los jóvenes, con su espectacular crecimiento en estatura y muscular, además de la intensa actividad hormonal, necesitan un consumo extra de proteínas, mientras que los ancianos sobreviven perfectamente con las frutas y verduras. ¿No se dan cuenta que los niños muy pequeños detestan las verduras y saborean las papillas de cereales? ¿Por qué insistir y presionar para que coman algo que todavía no necesitan? Las verduras, las saludables verduras de hojas verdes, son adecuadas para todos, menos para los niños de hasta 4 años. Su estómago no está lo suficientemente desarrollado como para digerir grandes cantidades de fibra, como tampoco lo está para las frutas ácidas. Los cereales deben constituir la base de su alimentación, además de las frutas dulces y los tubérculos.

Vamos a detallarle cuál debería ser la introducción de los alimentos en la infancia:

Leche materna. Si ello no es posible, leche de soja enriquecida con calcio y vitamina D, leche de almendras o esporádicamente, leche maternizada con ácidos grasos.

Frutas dulces (uvas, peras, albaricoques, manzanas rojas, plátanos, higos, dátiles, melocotón, sandía).

Cereales, primero la avena y el trigo, introduciendo después el arroz y el resto.

Patatas, zanahorias, yuca, ñame, nabos, chufas, remolacha, tapioca.

Frutas suaves (naranjas, piña, kiwi, cerezas, frambuesa, melón).

Verduras suaves (tomates, acelgas, calabacín, lechugas, brécol, judías verdes).

Verduras de sabor más intenso (rábanos, alcachofas, coles y derivados, espárragos, apio).

Legumbres suaves (guisantes, soja, lentejas).

Pescados blancos.

Carne de ave.

Legumbres fuertes (garbanzos, judías).

Pescados azules, empezando por trucha, lubina, palometa y cazón.

Esta pauta debería seguirse hasta al menos los 7 años.

TRATAMIENTO DE LA ANOREXIA

Lo habitual es que a partir del destete el niño empiece a alternar épocas de buen apetito, con otras de marcada rebeldía a comer. Esta situación es notoria después de los dos años, y especialmente cuando se ha forzado la ingestión de alimentos salados. Desde ese momento, la comida del niño exige dedicación y paciencia, aunque ambas cosas no siempre están disponibles. La creencia de que el niño "aprenderá a comer" en la guardería o el colegio es incorrecta, y basta darse una vuelta por los comedores infantiles para confirmar esta hipótesis. Allí las presiones para que el niño coma todo y en el poco tiempo disponible para ello son intensas, y aunque los lloros y los castigos son más abundantes que las felicitaciones, el niño rebelde a comer lo será durante toda la estancia en el colegio o parvulario. La mayoría de las cuidadoras terminan por aburrirse ante la gran cantidad de niños rebeldes a comer, dejándoles a su libre albedrío y ocultando este hecho a sus padres. ¿Cómo contarles el fracaso continuado?

Y es que si hay un sitio donde la alimentación infantil es sumamente incorrecta (y observen que no digo insuficiente), es en los colegios de preescolar. Allí se establece un patrón alimenticio basado en el contenido calórico y nutritivo de los niños, pero de forma totalmente genérica, sin tener en cuenta las condiciones personales de cada pequeño. El peso, el desarrollo muscular, la vivacidad o mansedumbre del pequeño, sus aficiones y mucho menos sus apetencias, son mantenidas al margen en pro de un orden establecido. La idiosincrasia no existe, y al masificar y unificar el tipo de alimentos que toma cada niño se corre el serio peligro de sobrealimentar a algunos, subalimentar a los menos, y malnutrir a la mayoría.

Cierto es que algunos niños tienen una alimentación más personalizada, pero básicamente estamos hablando de celíacos o aquellos que tienen alergias a un determinado alimento. El resto, y como si de un criadero de ganado se tratase, debe alimentarse intensamente, pues adelgazar sería un desprestigio. Ningún padre toleraría que su pequeño perdiera peso a causa de su paso por los comedores escolares, quedándose satisfechos si le ve gordito y con los mofletes colorados.

Estas son las reglas básicas para curar una anorexia sencilla:

Cuidar la presentación y olor de los alimentos, teniendo en cuenta las preferencias del niño.

No es esencial que coma a la misma hora y en el mismo lugar.

Hay niños que comen lo suficiente cuando están con amigos, familiares, en el colegio o en la calle. El entorno influye mucho en ellos.

No forzarle a comer. Tener paciencia.

No dejarle que coma entre horas alimentos "vacíos". Sin embargo, hay niños que si realizan pequeñas comidas, varias veces al día, están mejor alimentados que con las tres comidas tradicionales.

Tratar de razonar con el niño sobre la importancia de la comida.

Introducir los alimentos nuevos poco a poco, con juegos.

Dejarle que tarde el tiempo que necesita para comer, salvo que tenga que acudir a clase.

Pedirle que elija en el supermercado e incluso que los coja, sus alimentos preferidos.

No obsesionarse porque no engorde.

No emplear nunca la violencia para que coma, ni siquiera verbal.

Por último, si aún así todo fracasa, no sentirse culpable.

OTRAS CAUSAS DE MALNUTRICIÓN

Son muy variadas y para mencionarlas las explicaré de manera muy resumida:

Dietas restrictivas, esto es, aquellas que se imponen por cuestiones médicas razonables, como pueden ser los niños que padecen alergias a un determinado nutriente, los celíacos, los que padecen insuficiencia renal, los excesivamente obesos o los que tienen problemas serios de exceso de colesterol.

Causas culturales o con mala información. La creencia de que los alimentos más caros son los mejores o el suprimir los alimentos más ricos en calorías por considerarlos perjudiciales, son algunas de las causas más comunes.

Las dietas llevadas solamente por un concepto incorrecto de la estética corporal, asociado delgadez con belleza y felicidad.

Consumir alimentos tan refinados que carezcan de la mayoría de los nutrientes.

Hostilidad hacia los padres que se manifiesta por no comer delante de ellos para herirles.

Infecciones de repetición.

Problemas dentales, como caries, caída de dientes, dolores de muelas o brackets.

Suplir los alimentos básicos por alimentos con pocos nutrientes. Las carnes son un ejemplo de ello.

Consumo de medicamentos que bloquean la absorción de nutrientes básicos, como los corticoides, antibióticos o reductores del colesterol.

Malas digestiones frecuentes.

Enfermedades crónicas o agudas que provocan un aumento de las necesidades o una pérdida de lo ingerido. Entre ellas:

Hepatitis crónica.

Asma.

Cardiopatías congénitas.

Enfermedades del sistema nervioso.

Anomalías del esqueleto.

Inmunodeficiencia.

Colitis ulcerosa.

Disfagia (dificultad en tragar)

Gastritis.

Insuficiencia pancreática.

Cirrosis crónica.

Intestino corto.

Obstrucción intestinal.

Diarreas

Cada tipo de desnutrición es el resultado de una compleja interacción de diversos factores que abarcan aspectos tan dispares como el grado de acceso de las familias a los alimentos, la atención materno-infantil, el agua potable y el saneamiento ambiental, así como los servicios sanitarios básicos. Cada carencia mina y destruye el organismo humano de manera diferente.

La carencia de yodo puede afectar la capacidad intelectual; la anemia es una de las causas de las complicaciones del embarazo y el parto que matan

anualmente a unas 585.000 mujeres y provocan
niños prematuros o con bajo peso que tendrán pocas
posibilidades de sobrevivir; la carencia de ácido
fólico en las embarazadas puede provocar a los hijos
defectos congénitos, como la espina bífida, y la
carencia de vitamina D puede ser causa de deforma-
ciones óseas, incluso de raquitismo.

Desde hace tiempo se sabe que la carencia de
vitamina A, que afecta a unos 100 millones de niños
de corta edad de todo el mundo, causa ceguera. Pero
también resulta cada vez más claro que aun la carencia leve de esa vitamina afecta al sistema inmunológico y reduce en los niños la capacidad de resistencia contra la diarrea, que anualmente provoca unos
2,2 millones de muertes infantiles, y contra el sarampión, que causa todos los años cerca de un millón de
muertes de niños. Y los resultados de las investigaciones más recientes llevan a pensar que la carencia
de vitamina A también es una de las causas de la
mortandad materna, especialmente entre las mujeres
que habitan en regiones empobrecidas.

Las mujeres son las principales proveedoras del
alimento que consumen los niños durante los períodos más importantes de su desarrollo, la lactancia,
pero si la madre no está correctamente alimentada
(algo frecuente en nuestra época por el culto a la delgadez) el bebé lo estará igualmente mal.

Una madre que no amamanta a su hijo está cau-
sándole un grave daño presente y futuro. Debería
organizar su vida de manera tal que pudiera darle el
pecho, al menos durante los seis primeros meses.

DATOS IMPORTANTES

En la primera infancia, la anemia por carencia de **hierro** puede retardar el desarrollo psicomotor y afectar el desarrollo intelectual mediante la reducción del cociente intelectual en unos 9 puntos.

Se ha descubierto que los niños de edad preescolar que sufren anemia tienen dificultades para mantener la atención y para distinguir entre diversos estímulos visuales. También se ha establecido que existen relaciones entre la carencia de hierro y el desempeño escolar deficiente de los alumnos primarios y los adolescentes, así como en la repetición de las amigdalitis.

Los bebés con bajo peso al nacer tienen, como promedio, cocientes intelectuales 5 puntos menores que los niños sanos. Y los niños que no son amamantados, cocientes menores en unos 8 puntos que los que sí lo son. Privados de su potencial intelectual y físico, los niños desnutridos que superan la infancia se enfrentan a un futuro de carencias. Serán adultos con limitadas capacidades físicas e intelectuales, con niveles reducidos de productividad y tasas elevadas de enfermedades crónicas y discapacidades. Y todo ello porque un día la madre, con la complicidad de su ginecólogo, decidió ponerse a dieta para no engordar más de lo admitido, pues eso de "comer para dos" era una frase antigua desafortunada. Realmente en un embarazo hay dos organismos viviendo en casi perfecta simbiosis, y con ellos dos corazones, dos sistemas sanguíneos, dos cerebros, que indudablemente necesitan un aumento en la cantidad de alimentos a ingerir. Cuando este dato básico se olvida, los problemas los padecerá mayormente el pequeño bebé que se está gestando.

La deficiencia grave de **yodo** *in útero* puede ser causa del profundo retraso mental que caracteriza el cretinismo. Pero aun las carencias más leves pueden tener efectos negativos en la capacidad intelectual de los niños.

También hay pruebas de que la cortedad de talla se relaciona con la reducción de la ingesta alimentaria a largo plazo, por lo común debida a reiterados episodios de enfermedad y regímenes alimentarios de baja calidad o hipocalóricos. Hay tanta mala prensa e información sobre las calorías que hemos olvidado que sin ellas no hay vida, y que no es cierto que el ser humano pueda tirar de las calorías de reserva para proporcionarse energía, al menos sin que ello afecte seriamente a la salud.

Los **ácidos grasos esenciales**, unos nutrientes básicos para el desarrollo de la membrana celular, el sistema nervioso y la estructura cerebral, son ahora objeto de atención por parte de los especialistas, pues sin ellos la salud y hasta la vida están comprometidas. Anteriormente, sin embargo, nadie era consciente de la importancia que tenían en el desarrollo infantil, y eso que se encontraban distribuidos en abundancia en alimentos tan importantes como el pescado azul, los frutos secos, las legumbres y los aceites vegetales de semillas. El abuso de la carne de vacuno y cerdo (el jamón serrano y los embutidos son un ejemplo) en la alimentación infantil, por aquello de que son alimentos necesarios para los músculos, así como la creencia de que la leche de vaca es imprescindible para el desarrollo óseo y dental, ha ocasionado un aumento de las perjudiciales grasas saturadas, en detrimento de las saludables grasas insaturadas, ricas en ácidos grasos esenciales.

P. AGUSTÍ

CARENCIA DE VITAMINAS Y MINERALES

Usted habrá oído reiteradamente que las vitaminas en pastillas no son necesarias, que basta con la alimentación para cubrir las necesidades de los niños. También habrá escuchado que un exceso de vitaminas es perjudicial, aseveraciones ambas que la habrán hecho desistir de utilizar algún suplemento dietético que le ayude al crecimiento de sus hijos.

Pero ambas conclusiones son erróneas, por varios motivos:

Los alimentos actuales no nos pueden garantizar los nutrientes que deberían contener a causa del empobrecimiento de los terrenos, la maduración en cámara, y el cocinado o congelado que destruye una gran cantidad de estos nutrientes. Una naranja, por ejemplo, que en la agricultura biológica contiene hasta 20 mg de vitamina C, cuando llega a nuestra mesa apenas alcanza los 10 mg. Y así el resto de los alimentos.

El exceso de vitaminas como tal no es posible con las hidrosolubles (C y B), pues el sobrante se elimina por orina diariamente. Respecto a las hidrosolubles (A, D, E y K), solamente se conocen casos de sobredosificación con la A y D, pero eso después de haber sido consumidas durante muchos meses en dosis altas. Las dosis que habitualmente están disponibles al público sin receta médica son solamente de mantenimiento, en dosis pequeñas que nos aseguran cubrir las necesidades diarias. No es posible con ellas que existan excesos ni intoxicaciones.

Es importante señalar que causará muchas más enfermedades la carencia de vitaminas que la posibilidad de un exceso. Por eso, asegurar que nuestros hijos dispongan en su organismo de las vitaminas y minerales necesarios mediante los oportunos suplementos dietéticos, es más sensato que exponerles a las continuas carencias que la alimentación habitual no podrá cubrir.

Finalmente, el crecimiento infantil depende de la ingesta continuada de numerosos nutrientes, esencialmente aminoácidos, vitaminas, minerales y oligoelementos, y cualquier déficit en uno o varios de estos elementos ocasionará un crecimiento insuficiente y unas defensas disminuidas. Puesto que el crecimiento definitivo se completará entre los 18 y 21 años de edad, todo lo que no hagamos en la niñez no podrá solucionarse luego.

Estas son las vitaminas, aminoácidos y minerales más importantes. Usted deberá saber cuál o cuáles son las que necesitan sus hijos en función de los síntomas carenciales.

VITAMINAS

Aunque menos esenciales para el crecimiento de lo que se pudiera pensar, también ocupan un papel primordial en la salud infantil y por supuesto en la estatura final. Su carencia provoca enfermedades y la aportación de unos cuantos miligramos, (algunas con apenas microgramos), las cura.

Si bien no son una fuente de calorías, ni aportan sustancias energéticas y ni siquiera elementos de reconstrucción de tejidos, su presencia es indispensable para todas esas necesidades. Al igual que luego veremos con ciertos oligoelementos, muchas actúan como catalizadores (permiten que se desarrollen funciones), otras forman parte de enzimas vitales y las más actúan como reguladores de procesos químicos esenciales.

Si bien las avitaminosis, las carencias, son cada vez más raras en la población occidental, las minuscarencias son frecuentes en una población que utiliza demasiados alimentos refinados que carecen de muchos de los nutrientes esenciales. Por otro lado y al margen de posibles carencias, las vitaminas pueden ser empleadas ortomolecularmente, esto es, como aceleradores de procesos incluso cuando no existen carencias de ellas.

VITAMINA A
Puede tener algún efecto secundario por sobredosis, pero para ello serían necesarias 100.000 U.I. durante varios meses, lo que resulta casi inviable porque los preparados dietéticos disponibles en el mercado apenas llegan a las 5.000 U.I. Aunque se acumula en el hígado, las reservas pueden disminuir a causa de infecciones de repetición, afecciones tiroideas o exposición prolongada al sol.

Funciones:
Esencial para la formación de los bastoncillos de la retina que facultarán para la adaptación a las diferentes intensidades de luz y oscuridad.
Necesaria para la pigmentación de la piel.
Se comporta como un antioxidante.

Mantiene los epitelios en buen estado, así como las mucosas.

Mejora las funciones del sistema defensivo.

Necesaria para la buena función tiroidea.

Esencial para el mantenimiento de los órganos genitales.

Interviene en la formación del callo óseo.

Necesaria para la formación de la placenta.

Indispensable en el crecimiento, desarrollo y reparación de los tejidos gastados.

Síntomas carenciales:

Mala visión al pasar de la luz a la oscuridad o viceversa.

Sequedad de la piel.

Predisposición a las enfermedades infecciosas.

Mala formación de los órganos genitales.

Enfermedades diversas de la piel, el pelo y las uñas.

Ceguera en los casos agudos carenciales.

Producción disminuida de los espermatozoos.

Utilidad en el crecimiento:

Es esencial para el correcto crecimiento de los niños, así como para el buen desarrollo de sus órganos reproductores. Interviene en la elaboración de las hormonas tiroideas responsables del crecimiento y en el buen desarrollo del feto.

VITAMINA D

Durante muchos años fue la vitamina más empleada en los niños, pero a causa de una mala dosificación médica aparecieron efectos secundarios indeseables. En los años 70, por ejemplo, se llegaron a administrar hasta 600.000 U.I. en una sola dosis para la prevención del raquitismo. Ahora sabemos que esta dosificación era totalmente exagerada y de ahí los efectos secundarios, algunos de cierta importancia. Después cayó en el olvido hasta que nuevos estudios demostraron que seguía siendo una vitamina esencial para los niños y los ancianos. La dosificación actual no sobrepasa las 1.000 U.I. diarias.

Funciones:
Moviliza el calcio y favorece su precipitación en forma de fosfatos.

Síntomas carenciales:
Raquitismo.
Insuficiencia de la calcificación en los cartílagos del crecimiento.
Osteoporosis, tetania, convulsiones.
Vientre abultado en la infancia.
Irritabilidad, sueño difícil.
Tórax deformado.
Fracturas vertebrales.

Utilidad en el crecimiento:
Es la vitamina más importante para el crecimiento óseo. Aunque los cartílagos de conjunción presentan la adecuada proliferación celular, en ausencia de esta vitamina no se produce la calcificación final. Se produce también un reblandecimiento de los huesos en general, mala dentición y una alteración general del metabolismo del fósforo y el calcio. Si no se

111

corrige el déficit, los daños son irreversibles al producirse una regresión de la sustancia ósea.

VITAMINAS DEL GRUPO B

La carencia de estas vitaminas es cada vez más frecuente a causa del uso masivo de los antibióticos que impiden su absorción, eliminándose igualmente a través del sudor en épocas de gran calor. Al tratarse de elementos hidrosolubles no se conocen casos de sobredosis, pues el exceso se elimina por orina en pocas horas. Por desgracia, esta virtud también es su punto débil, pues las insuficiencias son más frecuentes que en las liposolubles, las cuales disponen de depósitos orgánicos donde acumularse para épocas de carencias.

Se trata de un conjunto de vitaminas que forman una familia con acciones similares, aunque cada una conserva unas peculiaridades diferentes. Dada la gran cantidad de ellas y para no extendernos en el tema, las nombraremos muy someramente, insistiendo solamente en aquellas que tienen alguna función en el crecimiento.

Funciones:
Intervienen en el buen funcionamiento del sistema nervioso, en la integridad de la piel, las funciones cerebrales, la circulación sanguínea, el buen estado del tiroides y el hígado, así como en el metabolismo de las grasas, proteínas y carbohidratos. Se le reconocen acciones también en la formación de la acetilcolina, la maduración de los glóbulos rojos, el

desarrollo muscular, el buen estado de la boca y encías, la digestión y la visión.

Síntomas carenciales:

Las carencias múltiples del complejo B suelen dar lugar a problemas del sistema nervioso con temblores, parálisis y convulsiones, hepatopatías, degeneración grasa, visión turbia, alteraciones mentales incluso con demencia, anemias refractarias a otras terapias, gases, malas digestiones, faringe seca y ardiente, zumbidos de oídos, arteriosclerosis, debilidad extrema, grietas en los labios y comisuras, pies ardientes, taquicardias y dolores ciáticos.

Utilidad en el crecimiento:

Las más importantes en cuanto al crecimiento se refiere son la B-2, la cual fue considerada una vitamina clave en el crecimiento infantil, la niacina cuya carencia provoca la detención inmediata del crecimiento, la B-1 por su acción directa sobre las funciones tiroideas, la B-6 por las alteraciones del sistema muscular con atrofia incluida (además de que actúa sobre la síntesis de la hemoglobina y colabora con el triptófano en el crecimiento), el ácido pantoténico por su acción sobre el metabolismo del calcio, la biotina porque regula el peso corporal, el Paba por su acción sobre la totalidad de las glándulas endocrinas y por tanto en la secreción hormonal, y por supuesto la B-12 por su acción anabolizante al ser imprescindible en la formación y desarrollo del sistema muscular.

VITAMINA C

Es posiblemente la más empleada por el público, aunque los médicos han prescindido de ella casi en su totalidad, hasta tal punto en que la Seguridad Social no la incluye ya entre sus prestaciones asistenciales. Pertenece al grupo de las hidrosolubles, teniendo por ello las mismas ventajas e inconvenientes que las del grupo B. Se emplea abundantemente para la prevención de enfermedades gripales y como eficaz antioxidante.

Funciones:
Interviene en la formación de las hormonas suprarrenales.

Necesaria para la buena formación de las células sexuales.

Necesaria para la formación del colágeno.

Interviene en el metabolismo del calcio y en la formación del hueso.

Necesaria en la formación de la sangre, las células rojas y la cicatrización de la sangre.

Imprescindible para el sistema defensivo.

Actúa sobre todas las glándulas endocrinas.

Esencial en el sistema muscular y en las funciones hepáticas.

Síntomas carenciales:
Escorbuto, encías sangrantes, hemorragias diversas, dolores de las articulaciones, anemia y mucosas irritadas.

Infecciones invernales de repetición.

Mala cicatrización de las heridas.

Anemia, cansancio.
Mala osificación.
Insuficiente aprovechamiento del hierro.

Utilidad en el crecimiento:
Es imprescindible para la buena formación y osificación del cartílago de conjunción. Su presencia es necesaria para la osificación general y el metabolismo del calcio y fósforo. Imprescindible para la buena formación de los cartílagos y para dar robustez a los huesos largos. Sin su presencia los niños se deforman, adoptan una posición de rana y tienen hemorragias subperiósticas. También se hace necesaria para lograr una producción hormonal correcta, especialmente en cuanto a esteroides.

AMINOÁCIDOS

Las proteínas son el constituyente básico de los músculos, vísceras, cerebro y nervios, además de la piel, pelo, uñas y las diferentes fibras que sostienen y enlazan las células y los tejidos corporales. Pueden ser extremadamente duras como la queratina del pelo y las uñas, hasta tan blandas como la gelatina del huevo, aunque todas tienen una particularidad común: están compuestas por aminoácidos. Todas contienen además carbono, hidrógeno, oxígeno y nitrógeno y frecuentemente cantidades pequeñas de azufre y fósforo, así como algunos elementos esenciales como la hemoglobina que contiene hierro, la tiroglobulina rica en yodo y la caseína que tiene fósforo.

Los aminoácidos serían como los vagones de un tren (la proteína), los cuales llegado el momento

115

adecuado se separan para ir a formar parte de otro tren. En el ser humano se distinguen dos tipos de aminoácidos: los esenciales y los no esenciales, términos que dan lugar a errores, ya que todos son esenciales para la vida. Se han denominado como esenciales aquellos que necesitamos aportar con la dieta, ya que no se pueden sintetizar ni elaborar por el organismo, y no esenciales los que se supone que podemos fabricar a partir de otras sustancias y por tanto no es necesario aportar con los alimentos. Pero como veremos a continuación, los no esenciales también producen enfermedades carenciales, ya que no siempre el organismo está en disposición de elaborarlos, como ocurre en la mal nutrición.

Aunque los niños necesitan todo el grupo de aminoácidos, la carencia de alguno de ellos le ocasionará anomalías en el crecimiento. Estos son los principales:

LISINA

Funciones:
Esencial para el crecimiento humano.
Regula las funciones del sistema defensivo.
Actúa en la síntesis del colágeno y el metabolismo del calcio.
Esencial en la reparación de los tejidos dañados.
Favorece la secreción de la hormona del crecimiento.
Estimula los jugos gástricos y por ello el apetito.
Mejora la absorción de vitaminas y nutrientes.

Síntomas carenciales:
Crecimiento defectuoso.
Infecciones víricas frecuentes.
Trastornos emocionales.
Malas digestiones.
Pérdida del apetito.

Utilidad en el crecimiento:
Es uno de los pilares no hormonales para el tratamiento del crecimiento infantil. Estimula la acción de la hormona del crecimiento, al mismo tiempo que mejora las funciones de los demás nutrientes. Hay que utilizarlo durante períodos cortos.

TAURINA

Funciones:
Necesario para la maduración cerebral e intelectual.
Imprescindible para el buen estado de los músculos oculares.
Necesario para el buen funcionamiento del sistema nervioso y los neurotransmisores.
Participa en la producción de la bilis.
Está presente en cantidades importantes en las glándulas pituitaria y pineal.
Ayuda al metabolismo del potasio y de la insulina.
Estimula el sistema defensivo.

Síntomas carenciales:
Alteraciones del sistema nervioso.
Miopía.

117

Tendencia a problemas cardíacos y circulatorios.
Dolores de cabeza.
Poca agudeza intelectual.

Utilidad en el crecimiento:
Se le ha comprobado una acción directa para el buen funcionamiento de las glándulas del crecimiento.
Es imprescindible para los niños prematuros o con bajo peso al nacer.
Necesaria para la maduración genital de las niñas.
Necesaria para el desarrollo intelectual de los niños.
Previene de la distrofia muscular infantil.

MINERALES
No solamente son imprescindibles aquellos que se necesitan en cantidades importantes, como es el caso del calcio o el fósforo, sino que también deben estar presentes en la alimentación los denominados oligo-elementos. La mayoría de los minerales y oligoelementos son esenciales para el buen crecimiento de los niños y su carencia puede provocar alteraciones irreversibles sino se detectan a tiempo.

CALCIO

Funciones:
Su absorción intestinal está ligada a la presencia de la vitamina D y es favorecida por la ingestión de proteínas.
Como fosfato y carbonato forma parte del colágeno.

Necesario para el buen funcionamiento del sistema nervioso y la contracción muscular.

El azúcar refinado bloquea su utilización por los huesos.

Favorece el sueño.

Mejora la absorción del hierro y se encuentra ligado al fósforo y al magnesio en la misión de formar los huesos.

Regula la coagulación sanguínea, las funciones cardíacas y el pH.

Controla la formación de la histamina.

Síntomas carenciales:

Raquitismo, osteomalacia, osteoporosis.

Tetania, convulsiones.

Crecimiento incompleto, huesos deformados.

Intranquilidad, sueño agitado.

Poca contracción muscular.

Hemorragias.

Utilidad en el crecimiento:

Es uno de los minerales más importantes, junto con el fósforo, en el crecimiento del hueso y la calcificación del cartílago del crecimiento. También interviene en la buena salud ósea en unión al flúor, magnesio, sílice, vitamina D, treonina y el cobre.

Es imprescindible tanto a la madre que está embarazada, como en la lactancia, como indudablemente al bebé.

Su carencia en la niñez provoca huesos deformados imposible de corregir posteriormente

HIERRO

Funciones:
Es elemento decisivo para la llegada del oxígeno desde los pulmones a los tejidos.
Elemento esencial en la composición de la hemoglobina.
Interviene en la síntesis de las proteínas.
Incrementa las defensas contra las infecciones y la fiebre.
Favorece el crecimiento y proporciona energía.

Síntomas carenciales:
Anemia.
Palidez de mucosas.
Hemorragias nasales.
Infecciones de repetición.
Fiebres intermitentes.
Palpitaciones, taquicardias, soplos cardíacos, vértigos.
Cansancio extremo.
Insuficiencia respiratoria.
Insuficiencia circulatoria.
Amigdalitis de repetición.

Utilidad en el crecimiento:
La falta de oxigenación que provoca la carencia de hierro es causa de un crecimiento insuficiente. Los niños con anemias ferropénicas continuadas son todos de tallas pequeñas.

IODO

Funciones:
En unión al aminoácido tirosina, forman la hormona tiroxina, la cual interviene en la distribución del oxígeno y el metabolismo.
Ayuda al funcionamiento correcto de la glándula tiroides.
Necesario en el mantenimiento del sistema nervioso, la piel y el pelo.
Estimula el crecimiento y el desarrollo.
Actúa sobre el metabolismo controlando el exceso de peso.
Mejora la absorción de carbohidratos y vitamina A.

Síntomas carenciales:
Bocio.
Retraso mental y físico.
Cretinismo.
Hipotiroidismo.
Cabello y piel secas.
Somnolencia, apatía.
Irritabilidad, depresiones.

Utilidad en el crecimiento:
La carencia de yodo en la alimentación genera no solamente un crecimiento menor, sino un deficiente desarrollo intelectual. Hay también una pérdida importante de la energía. La ingestión cotidiana de sal marina, o en su defecto yodada, debería ser una práctica habitual en los hogares.

LACTANCIA

Todos los servicios de maternidad y atención a los recién nacidos deberán:

Informar a todas las embarazadas de los beneficios que ofrece la lactancia natural y la forma de ponerla en práctica. Sin embargo, la oferta de las leches maternizadas comienza en el mismo hospital, con muestras gratuitas que se reparten entre las parturientas para que vayan conociendo algunas de las marcas más populares.

Ayudar a las madres a iniciar la lactancia durante la media hora siguiente al parto. El calostro, ese maravilloso líquido de color dorado, posee una composición diferente a la de una leche más madura, siendo más alto en contenido de proteínas, minerales, sodio, potasio, vitaminas A y E, y los carotenoides. El calostro contiene los 10 aminoácidos esenciales, siendo bajo en carbohidratos, grasa y lactosa. El calostro es extremadamente alto en secreciones de IgA, una inmunoglobulina importante y agente antiinfeccioso. Está también lleno de células blancas protectoras llamadas los leucocitos, que tienen la capacidad de destruir bacterias y virus.

Se comporta como un laxante suave, estimulando el paso del meconio disminuyendo así la posibilidad de ictericia. Se digiere rápidamente y estabiliza el azúcar de la sangre del bebé. Protege la membrana digestiva de la zona, construyendo una barrera contra las infecciones. Establece la flora bacteriana (las bacterias beneficiosas) en la zona digestiva. El calostro construye el sistema inmune y los sus factores de crecimiento. Siendo un fluido vivo similar a la sangre, puede construir y cambiar las vísceras del bebé, y las prepara y protege contra todos los tipos de gérmenes.

Mostrar a las madres cómo se debe dar de mamar al niño y cómo mantener la lactancia incluso si han de separarse de sus hijos. La recogida de la leche en un sacaleches es una práctica sumamente útil, pues posibilita disponer del preciado líquido en cualquier momento.

No dar a los recién nacidos más que la leche materna, sin ningún otro alimento o bebida, a no ser que estén médicamente indicados.

Facilitar la cohabitación de las madres y los niños durante las 24 horas del día. Separar a los recién nacidos para llevarlos a la sala de control es una costumbre que se mantiene para comodidad del personal sanitario, pues así tienen en la misma sala a todos los recién nacidos y no deben efectuar desplazamientos continuados a las habitaciones. Sin embargo, la ausencia de la madre es sumamente perjudicial para la adaptación psicológica del bebé a la nueva vida.

No dar a los niños alimentados al pecho chupadores o chupetes artificiales. Es un engaño estúpido. Una vez iniciada esta práctica, es difícil prescindir de ella hasta edades muy elevadas.

Potitos

Se presentan en un tarrito de vidrio con tapa hermética, y constituyen una forma sencilla para nutrir a un niño en caso de no disponer de tiempo para prepararle el alimento normal. Sin embargo, y aunque deberían estar elaborados siguiendo los dictados de la alimentación natural, su composición nos indica que no pueden ser tan saludables como deberían. Por ejemplo, es bastante difícil encontrar en el mercado potitos que sólo lleven verduras, existiendo una gran variedad con pollo, vacuno e incluso jamón, alimentos nada recomendables antes de los siete años de edad. Afortunadamente existe cierta variedad con pescado, pero su sabor no es muy agradable por la casi ausencia de sal.

Los pediatras insisten en que después de los siete meses ya pueden comer carne, incluso de cerdo, lo que demuestra su gran desconocimiento de lo que supone una alimentación adecuada y saludable para un bebé. Piensan más en lo que ellos comerían y en lo que les gusta, que en lo que necesita y gusta a los niños. Una vez más, hasta la alimentación denominada como infantil, es un calco de la del adulto. Si a estos preparados sumamos los cereales lacteados, el cola cao y los batidos, así como los "quesitos" en porciones (ricos en grasas saturadas), nos daremos cuenta de que nadie ha pedido su opinión ni a los niños (faltaría más), ni a un experto en nutrición fiable. Así que si usted quiere alimentar a sus pequeños de forma natural y saludable no le quedará más remedio que preparar la comida de forma casera.

No obstante, los potitos de frutas parecen más adecuados, salvo que tengan azúcar blanco añadido. Elíjalos con miel. Obviamente no saben igual que una macedonia de frutas preparada en casa, esencialmente porque contienen conservantes, pero si no hay una frutería a mano cuando la necesita puede recurrir a ellos... si al niño le gusta, lo que no es habitual. Si su pequeño padece estreñimiento escoja aquellos que contengan ciruelas o kivi.

Es buena práctica observar la cara del niño la primera vez que come un potito. Quizá inicialmente lo rechace por la pastosidad o el sabor, por lo que insistir suavemente es siempre recomendable. A partir de la tercera cucharita ya sabemos si lo aceptará. Ese mismo día hay que observar sus deposiciones y la orina, si la hace más clara u oscura, así como cualquier erupción en la piel. Por supuesto, la primera vez solamente probaremos con uno de pequeño tamaño, mientras que el resto de la alimentación será la tradicional. Es muy importante no dar ningún lácteo antes del potito, pues el sabor dulzón de la leche cambiará el del potito salado, y eso sirve para las papillas dulces. El agua siempre combina bien con cualquier alimento. De todos modos, conformaros con que el primer día coma un par de cucharadas.

RESUMEN

Estas son algunas recomendaciones generales sobre la alimentación infantil:

Para un bebé el mejor alimento es la leche materna.

Aunque posteriormente el niño sigue necesitando calcio y fósforo, no es imprescindible que tome leche de vaca; existen otros alimentos como el yogur, los helados o la leche de soja, que son incluso más adecuados.

El organismo humano a partir de los 7 años de edad empieza a carecer de la renina y la lactasa, dos enzimas necesarios para digerir la leche.

Los cereales son un alimento extraordinario para el desarrollo del niño y mejor si son integrales.

La carne no es en absoluto un buen alimento para la nutrición humana, mucho menos para el delicado aparato digestivo de un niño.

Las legumbres, las frutas y las verduras son alimentos altamente saludables, pero no hay que forzar al niño a que tome todos ellos. Además contienen mucha fibra, y por eso hay que introducirlos poco a poco en su alimentación ya que tanto su sabor, como su absorción, contrastan enormemente con la de su etapa de bebé.

Los dulces elaborados con miel o fructosa, los frutos secos y las "chucherías" procedentes de los cereales o patatas, no son alimentos despreciables y pueden suponer una parte esencial en su alimentación cotidiana.

No hay que comer necesariamente todos los días la misma cantidad.

Los periodos de inapetencia son significativos y hay que respetarlos.

El agua es la bebida más importante y no puede ser sustituida por otra.

Evite darle zumos de frutas muy concentrados. Dilúyalos en agua en una proporción de 70% de agua y 30% de zumo, incorporando parte de la fibra. No obstante, la fruta entera sigue siendo la mejor opción.

Si puede, no le dé alimentos refinados y utilice los integrales o de agricultura biológica. Son algo más caros pero la salud de su hijo se lo agradecerá.

El azúcar blanco sustitúyalo por la miel, la melaza o el azúcar moreno.

Evite la carne de cerdo en su alimentación, incluidos los embutidos. El jamón york podría ser una excepción.

Si le da un bocadillo, por lo menos que se coma todo el pan.

Si cae enfermo no le presione para que coma; así se curará antes. El agua, no obstante, es vital para su curación.

Nunca le de bebidas alcohólicas, ni siquiera cerveza o vino con gaseosa. No tenga en cuenta eso de que el vino es saludable; es solamente una maniobra publicitaria bien elaborada.

No suprima la sal de sus alimentos, es necesaria para que tengan buen sabor y para que se puedan digerir. Utilice sal marina sin refinar o, en su defecto, sal yodada.

CAPÍTULO 7
CRECIMIENTO INFANTIL

Sabemos que los chicos suelen tener una estatura entre 10 y 12 cm. superior a las chicas y ello induce a pensar que existe un gen en los cromosomas que tiene alguna relación con el crecimiento, hecho que se confirma cuando vemos que personas con mayor cantidad de cromosomas X suelen tener una mayor estatura.

Cuando se analiza la herencia de un niño hay que diferenciar claramente aquellos datos que son puramente genéticos a los que son ambientales o nutricionales, aunque tampoco hay que olvidar las enfermedades que hayan padecido los padres y que puedan influir en el crecimiento del niño. También hay que tener en cuenta dónde se criaron los padres, ya que si las circunstancias de lugar no han variado es muy probable que la estatura de los progenitores pueda ser la misma que en otras generaciones.

Igualmente es necesario constatar el crecimiento de sus otros hermanos, si los hubiera, no porque todos los hermanos vayan a tener una estatura similar, casi nunca ocurre así, sino porque nos puede indicar alteraciones o aciertos en cuanto a nutrición familiar se refiere. También podremos averiguar si la causa del poco crecimiento está en el embarazo mal

129

llevado, caso muy probable ya que es posible que la madre no haya recibido las mismas atenciones durante los años pasados. Pero no se trata solamente del aspecto médico o nutricional, importante ya de por sí, sino del aspecto emocional y la actividad física que haya realizado durante sus diferentes embarazos. Como quiera que la categoría social y económica han podido variar a lo largo de su vida, lógicamente su influencia en el embarazo ha tenido que ser decisiva.

EN RESUMEN:

La talla y el tiempo del crecimiento están prefijados genéticamente, pero se puede influir favorablemente en ambos factores. En algunos casos se encuentra una influencia decisiva de la hormona del crecimiento, pero no siempre. Pudiera ser que lo que está genéticamente grabado es la capacidad de multiplicación celular.

Los factores genéticos pueden estar influenciados por cuestiones nutricionales, hormonales o metabólicas.
Antes de hacer un diagnóstico de talla baja familiar hay que realizar previamente un seguimiento del niño durante seis meses. En este tiempo hay que realizar análisis hormonales, sanguíneos, nutricionales, digestivos y parasitarios. Con ello se pretende distinguir los malos hábitos familiares que condicionan una baja talla de los problemas exclusivamente genéticos.

También hay que excluir enfermedades, tanto físicas como psíquicas, que se den con frecuencia en la familia.

La baja talla familiar no suele provocar trastornos de salud si es por motivos genéticos, pero sí los provocará cuando es por causas no heredadas.

Una maduración precoz del esqueleto, por causas naturales o medicamentosas, conduce a un cierre precoz de los cartílagos del crecimiento.

Frecuentemente el bajo crecimiento está producido por varias causas juntas.

Se desconoce dónde reside la capacidad genética de las personas para crecer más o menos.

Una talla final pequeña no suele ir acompañada de una mala calidad de los huesos.

La hormona oxandrolona, derivada de la testosterona, es uno de los medicamentos que más se han utilizado para estimular el crecimiento infantil, proporcionando al mismo tiempo una buena maduración ósea. Se suele administrar por períodos de 4 a 6 meses. No se la recomendamos por las consecuencias tan negativas que tendrá posteriormente en la salud del niño.

Los mejores resultados para estimular el crecimiento se logran cuando hay un retraso en el desarrollo general. Los peores, cuando existe una aceleración de la pubertad y luego un deceleración acusada del crecimiento.

Es importante señalar los problemas psíquicos que pueden ir unidos a la baja talla de los niños, los cuales suelen ser más importantes cuando es el único miembro en ese grupo familiar que tiene una talla

131

inferior. En aquellos casos en los cuales la mayoría de los miembros de la familia son bajitos, no necesariamente enanos, la baja estatura está asumida ya por sus padres y se le quitará toda importancia cuando hablen de ello con sus hijos. Es más, hay grupos étnicos en los cuales la baja talla no es nunca un problema, aunque se puedan comparar con las poblaciones más altas. Tradicionalmente los orientales han sido más bajos que los occidentales y ello no les ha causado ningún trauma psicológico, como tampoco se lo han causado a los enanos de nacimiento. Estas poblaciones han sabido aprovechar perfectamente su pequeña estatura y adaptarse plenamente a las exigencias de supervivencia, como lo demuestran la tribus de pigmeos que han llegado incluso a situarse en una posición de superioridad guerrera con respecto a poblaciones más altas.

OTRAS CAUSAS DE BAJA ESTATURA

Las personas conocidas como "enanos" no son pacientes adecuados para ser sometidos a las terapias de crecimiento. Sus formas corporales suelen ser armónicas, con extremidades finas, correcto desarrollo intelectual y capacidad para integrarse perfectamente en la sociedad, si ésta no les incordiase tanto. Suelen ser personas muy bien dotadas para el arte en general, inteligentes y con buena salud.

También son muy bien aceptados por la sociedad los niños que nacen con el síndrome de Down y los que padecen la enfermedad de Turner. La estadística nos habla de un caso por cada 700 nacimientos, aunque muchos no llegan a nacer vivos. Una vez que superan los primeros meses su salud no es muy buena y son sensibles a problemas respiratorios y cardiopatías, no alcanzando la mayoría de ellos los 30 años de edad, lo que quizá es una fortuna ya que una vez muertos sus padres la sociedad y las instituciones se desentienden fríamente de ellos.

Los afectados por la enfermedad de Turner tienen normalmente alteraciones sexuales, infantilismo, sordera, problemas en la vista y los dientes, retraso mental y otras patologías genéticas.

Nutrición

A simple vista hay que pensar que la nutrición afecta sensiblemente al crecimiento de los niños, pero el problema es saber cuál es el tipo de alimentación más adecuado para su desarrollo. No podemos tomar referencias exactas sobre otros grupos de niños ya que incluso en épocas de guerra han existido niños que han crecido normalmente que otros, incluso con una alimentación similar. Lo que sin embargo es cierto es que la media estatural de los niños que se han criado en años de penuria económica suele ser menor que cuando la abundancia lleva varios años instaurada.

Se piensa que cuando la ingesta de alimentos es insuficiente se altera también su absorción intestinal, lo mismo que las funciones hepáticas, renales y cardiorespiratorias, aunque otras teorías hablan de que precisamente cuando el cuerpo no recibe todos los nutrientes adecuados se vuelve tacaño, apenas excreta sustancias de interés y el metabolismo se

133

ralentiza al máximo para que quemar calorías innecesariamente. Ello explicaría el porqué muchos niños siguen creciendo correctamente a pesar de que, en teoría, no reciben los alimentos necesarios.

Tampoco hay que olvidar que en materia de nutrición correcta las opiniones son muy dispares y es muy difícil asegurar qué es lo que se debe comer y lo que hay que apartar. Si repasamos las opiniones y tendencias de hace solamente 30 años veremos que los médicos recomendaban especialmente los alimentos cárnicos y despreciaban las virtudes de los pescados azules, hasta el punto de llegar a prohibirlos en muchas enfermedades. Las mismas tablas de proporción de alimentos, 55% de carbohidratos, 15% de proteínas y 30% de grasas, que siguen hoy día presentes, son con seguridad erróneas, ya que al menos la proporción de carbohidratos debería ser mayor al ser el aporte calórico más esencial que el de reserva. Por esto es posible que en épocas de una supuesta desnutrición infantil, haya grupos de niños que se han desarrollado perfectamente (casualmente los que no acudían casi nunca al médico), mientras que aquellos que seguían los dictados de los especialistas quedaban condenados a un crecimiento menor. Recuerden aquella época de los suplementos de calcio (Calcio 20, Duplicalcio) como suplemento imprescindible para todos los niños, de la misma manera que lo fueron los jarabes a base de hierro (Fercobre), demostrándose posteriormente que el calcio producía una disminución prematura de la estatura y que el hierro llegaba a producir siderosis en organismos tan pequeños.

Pero ¿qué ocurre cuando la alimentación es excesiva, al menos en cuanto a cantidad? Siguiendo con las conclusiones anteriores podríamos creer que esos niños deberían ser mucho más altos, siempre y cuando esa alimentación no fuera monótona, todos los días el mismo grupo de alimentos. Lo que ocurre entonces es que efectivamente esos niños hipernutridos tienen un crecimiento inicial más acelerado y todos recordamos esos compañeros de colegio gorditos, voluminosos y fuertes, que nos aventajaban en talla. Pero con el paso de los años ese crecimiento en altura se estabiliza y al llegar a la madurez suelen ser ligeramente más bajos que sus compañeros de referencia. Es como si el cuerpo no pudiera crecer en ambos sentidos, alto y ancho, al mismo tiempo.

Los estudios nos hablan de la influencia de la desnutrición en la producción de la hormona del crecimiento, trastorno lógico ya que pudiera ser que el organismo ante la carencia de nutrientes suficientes, dejara de segregar la adecuada cantidad de hormona con el fin de mantener al menos la salud general. De una manera simplista podríamos decir que renuncia al crecimiento para asegura que los pocos nutrientes que recibe puedan ser suficientes en un cuerpo más pequeño. Este mismo efecto aparece cuando el niño padece enfermedades digestivas, hepáticas, renales o cardíacas, pero ahora no es que se deje de segregar la hormona del crecimiento GH (quizá necesaria para otras funciones vitales), sino lo que se segregan son las sustancias inhibidoras de la actividad hormonal. De esta manera el niño recibiría su dosis hormonal correcta pero el crecimiento se detendría hasta que la salud se restableciera.

En un estado importante de desnutrición, especialmente de proteínas, se produce una disminución del crecimiento aún cuando exista suficiente cantidad de hormona GH, quizá porque el bloqueo está ligado a otro problema. Afortunadamente el proceso es muy reversible y una alimentación correcta es capaz de volver las cosas al mismo sitio, siempre y cuando el crecimiento no haya finalizado. Esto es lo que ocurre cuando un joven afectado de anorexia nerviosa es tratado médicamente con la GH, la cual se emplea no para estimularle el crecimiento, cosa que ya es imposible, pero que le sirve para una ganancia de peso muscular importante.

Otro dato que confirma lo sabia que es la naturaleza cuando la nutrición no es adecuada, es que aunque se administre hormona del crecimiento a un niño desnutrido no se produce ningún aumento de la estatura, ya que lo más importante es la nutrición y un aumento de estatura perjudicaría en ese momento el balance general. Cuando el niño se alimenta correctamente la altura vuelve a aumentar. En este aspecto hay que señalar que en casos crónicos de desnutrición es más importante suministrar proteínas que otros alimentos, ya que la labor reparadora es esencial para la salud.

Lo mismo ocurre después de un ayuno prolongado, voluntario o forzado, ya que una vez finalizado es más importante administrar proteínas y líquidos que cualquier otro nutriente. Haciéndolo así los niños afectados verán incrementado rápidamente el crecimiento detenido hasta entonces. Si la alimentación fuera rica en carbohidratos o grasas, la hormona del crecimiento seguiría inactiva.

En relación a la genética nutricional es importante tratar de averiguar si en la alimentación de los padres han existido carencias de importancia, especialmente en cuanto a aminoácidos esenciales, ya que se ha comprobado que la carencia de fenilalanina, por ejemplo, tiene efectos negativos sobre el crecimiento. Un niño (o sus padres) afectado de fenilcetonuria, una enfermedad que imposibilita la metabolización del aminoácido fenilalanina, lógicamente tendrá una talla inferior a la que le correspondería genéticamente.

EN RESUMEN:

Los mejores resultados en cuanto al crecimiento se refiere se logran cuando esta anomalía está causada por una deficiente nutrición. Una vez que se mejora la alimentación hay un gran incremento de la estatura.

Los alimentos refinados, cereales y azúcar, son uno de los causantes más importantes de carencias nutritivas, especialmente de minerales y vitaminas.

En el mundo occidental el desempleo de los padres está provocando las mismas enfermedades carenciales que en épocas pasadas.

Un mal conocimiento de lo que es la nutrición lleva con frecuencia a estados carenciales en familias con un buen nivel económico. Los alimentos más caros son, por lo general, los menos recomendables en cuanto a nutrientes se refiere.

Las dietas de adelgazamiento hacen mucho más daño a los niños que la obesidad. Un niño nunca debería someterse a una dieta restrictiva, ni siquiera de calorías.

Afectivos

En este sentido, una nueva sorpresa relativa al crecimiento nos ha llegado de la mano de un reconocido especialista en nutrición infantil. Parece ser que el crecimiento infantil está condicionado por el cariño que se reciba en la primera infancia y que los niños maltratados, abandonados o sin cuidados afectivos constantes, suelen tener un crecimiento menor que aquellos que reciben todas las atenciones necesarias. De ser cierto, y nada parece indicar que no lo sea, podríamos valorar el buen papel de unos padres si miramos el crecimiento de los niños ; si crece adecuadamente estará bien tratado y si no es así habría que tratar primero a sus padres, antes que al niño.

Aunque en principio estemos de acuerdo con esta teoría de la falta de afectividad, lo que también creemos es que el niño tiene otros mecanismos para compensar esta carencia afectiva en el hogar y puede que la encuentre con facilidad en otros lugares, como pueden ser sus amigos, sus familiares directos o sus aficiones. Un niño que en su hogar no encuentra lo que necesita es bien seguro que se refugiará con frecuencia en los brazos de sus abuelos o sus tíos, encontrando así el cariño que sus padres no le dan, consiguiendo cubrir sus necesidades afectivas. En este mismo sentido, es muy frecuente encontrar jóvenes que se integran en grupos de amigos que le proporcionan las atenciones emocionales que necesitan, aunque también con la misma frecuencia estas amistades llegan a ser patológicas (el joven no puede pasar sin estar con su amigo), hasta el punto que estaría dispuesto a dar la vida por su amigos pero nunca por sus padres. Llegado a este punto, es cuando se dan los casos de delincuencia juvenil, consumo de drogas y abandonos del hogar. Pero, y esto es lo importante, el crecimiento se realiza con normalidad al recibir un trato afectivo que suple al de sus padres.

Según los expertos, la hormona del crecimiento (GH) es especialmente sensible o dependiente del estado emocional, lo mismo que la sustancia inhibidora denominada GR. En aquellos niños con carencias afectivas hay una menor secreción de GH y este desequilibrio condiciona una talla menor. Este mismo efecto se está notando no solamente en los niños maltratados sino muy especialmente en los niños de padres divorciados, en mucha más medida cuando el niño deja de ver a uno de sus padres o le ve muy esporádicamente. De confirmarse esta teoría, los jueces de asuntos matrimoniales deberían revisar todas sus sentencias y no permitir que el niño se vea privado de uno de sus padres, el varón generalmente, ya que ello le afecta sensiblemente a su estado emocional y a su desarrollo físico. Para solucionar este caso hay médicos que recomiendan muy insistentemente la custodia compartida como mejor alternativa para los hijos de padres divorciados. Un niño que durante sus primeros años ha tenido a sus dos padres consigo acusará muy dolorosamente verse privado de uno de ellos, se sentirá menos querido globalmente y con frecuencia tendrá desde entonces problemas de salud.

Existen estudios muy serios realizados en orfanatos en los cuales el simple cambio de las personas encargadas de cuidarles les influía enormemente, tanto favorable como negativamente. Se estudiaron casos de niños pertenecientes a una misma institución, pero cuidados por personal diferente, los cuales no solamente tenían un comportamiento social muy dispar sino que incluso su desarrollo físico era diferente. Las conclusiones desgraciadamente dejaban bien claro que si el cuidador/a era cariñoso y respetuoso con ellos no solamente tenían menos enfermedades sino que su desarrollo estatural era mayor. Es más, aquellos niños que pasaban algunos días fuera del orfanato, en casas de familiares lejanos, volvían con un pequeño "estirón" en su talla, algo que no podía ser atribuido a la alimentación.

Tan importante es la carencia de la afectividad en el crecimiento de un niño que existe una enfermedad denominada "enanismo afectivo", la cual se da también en aquellos niños que se crían en la calle. El niño en estos casos no solamente tiene carencias de cariño en su familia, sino que ni siquiera se siente protegido.

Un síndrome similar, aunque por supuesto no tan profundo, se da en los niños criados en guarderías, justo a una edad en la que el contacto continuado con los padres es totalmente imprescindible. Una cuidadora, por muy eficaz que sea, no puede proporcionar el cariño y la atención que necesita un grupo muy heterogéneo de niños, cada uno con sus problemas físicos y afectivos diferenciados. Aunque se nos ha tratado de hacer creer que la guardería es un buen medio para que el niño aprenda a relacionarse, los estudios realizados en profundidad por expertos en psiquiatría demuestran que no es cierto. Los niños aprenden en la guardería básicamente a sobrevivir, no a relacionarse, y en la lucha por la supervivencia triunfa siempre el más fuerte. De esta manera y posteriormente en el colegio, el niño más fuerte sabe que puede conseguir lo que desea mediante su fortaleza, evitando así cualquier acto de compañerismo o respeto para el más débil. Por ello siempre tenemos en las guarderías un grupo pequeño de niños que impondrá su voluntad a los otros, y otro grupo más numeroso que se dejará llevar sin lucha. Obviamente, este grupo es el que más problemas de salud tendrá.

Las guarderías fueron creadas como la mejor solución para aquellas familias en las cuales debían trabajar ambos padres fuera de casa, pero a estas alturas nadie es capaz de seguir afirmando que sean la forma más idónea para el desarrollo afectivo del niño.

En un orden etiológico, podríamos considerar como más perjudicial para el niño los siguientes problemas familiares:

Padres separados o divorciados.
Padres drogadictos o delincuentes que pasan tiempo en la cárcel.
Madre prostituta.
Padres sin trabajo.

He aquí, de una manera resumida, algunos signos que deben a alertar a los padres:

- Talla más baja o más alta que la de sus compañeros que no corresponda a causas genéticas bien definidas.
- Vello precoz en el pubis.
- Desarrollo mamario en niñas y testicular en el varón no correspondiente a su edad.
- Alteraciones de la visión, incluso con "ojos saltones".
- Fácil pigmentación de la piel.
- Cambio prematuro de la voz.

TRATAMIENTO

Una vez tratadas las enfermedades causantes o en aquellos casos en los que no se detecte nada anómalo y, sin embargo, el crecimiento no sea adecuado, se intentará el tratamiento. Por supuesto, la administración de hormonas andrógenas es algo que nunca se deberá hacer, ya que aunque el niño crezca rápidamente en los primeros meses, el crecimiento definitivo será aun más bajo que sin el tratamiento. Por desgracia, los padres suelen presionar al médico para que ponga un tratamiento hormonal a sus hijos, y éste intentar mejorar la estatura aun cuando no esté de acuerdo con ello. Después de los 25 años, es casi imposible mejorar la estatura.

Si el estado nutritivo del niño parece correcto y el apetito es adecuado, se le aconsejará que realice algún ejercicio moderado, en el cual estén incluidas largas sesiones de elasticidad, pero prohibidas rotundamente las series de abdominales, ya que éstas últimas no deberían ser realizadas por niños pues limitan el crecimiento de los huesos de las piernas.

Ocho horas de sueño continuadas son el mínimo que un niño debería realizar.

Los baños en el mar son siempre aconsejables, lo mismo que la alta montaña.

Nutrientes

Suplementos dietéticos favorecedores del crecimiento son la alfalfa (corrige la carencia de enzimas o factor intrínseco), las algas marinas, el alga chlorella (contiene un factor de crecimiento), el polen (mejora la producción de andrógenos), la levadura de cerveza y el germen de trigo, el cual estimula la producción de hormonas gonadotropas a través de la hipófisis.

Alimento especialmente estimulante del crecimiento es el albaricoque, pero sobre todo la parte oleosa que se encuentra en la nuez. Este aceite recibe el nombre de vitamina B15.

Las carencias de proteínas se corregirán con soja o suplementos de aminoácidos, y la delgadez con diente de león, alholva (es un anabolizante extraordinario) y ortiga verde. Si hay falta de apetito la alcachofera y la genciana son los mejores estimulantes, mientras que la quasia amarga mejora la asimilación de los nutrientes.

Es de suma importancia administrar dosis altas de los aminoácidos lisina y arginina cuatro horas antes de dormir, pues a primera hora de la noche se segregan cantidades importantes de la hormona somatotropa (STH-GH), la responsable del crecimiento óseo y muscular. La secreción de esta hormona depende esencialmente de la presencia en sangre de estos dos aminoácidos. Por el día se necesitan suplementos de L-Tirosina.

Oligoterapia

Oligoelementos imprescindibles son el sílice (en niños muy delgados), el yodo (en niños obesos o con poca madurez psíquica) y el zinc, el cual es capaz de estimular todo el sistema endocrino por su efecto en la hipófisis.

Homeopatía

Extracto glandular total CH4

CAPÍTULO 8
ENFERMEDADES MÁS COMUNES

"¡Vaya que es mala suerte; ya tenemos al niño otra vez enfermo!" –dicen compungidos los padres-. "Acaba de salir de una enfermedad y ya hay otra nueva".

No quisiera ser reiterativo, pero debo serlo cuando lo que pretendo es que se den cuenta que la mayoría de esas enfermedades infantiles podrían haberse evitado. Unas veces por que el pequeño está tan saturado de medicamentos que su sistema defensivo apenas es un esbozo de lo que debería ser, y otras porque le protegemos tanto que no logramos que sus defensas aprendan a sobrevivir y adaptarse.

Los médicos, ante la pérdida de aquel instinto tan maravilloso que se llamada "ojo clínico" y mediante el cual lograban acertar la causa de la enfermedad, están ahora totalmente dependientes de los análisis, demorando así la aplicación de un tratamiento que podría solucionar la enfermedad en poco tiempo y de forma inmediata. Pero esta analítica se vuelve pronto en su contra, especialmente cuando abarca varios sistemas (hemograma, ecografía, radiografía...), pues la abundancia de datos disponibles le suelen confundir, quedando aturdidos -científicamente hablando- por tanta información. Para solucionar este conflicto que deben resolver con premura porque el enfermo espera, prestan entonces atención a los datos más significativos, minusvalorando aquellos menos llamativos, pero que le podrían dar la pista de la verdadera causa de la enfermedad.

También, suelen dar preferencia a aquellas partes del cuerpo o enfermedades que más dominan, inclinándose de forma inconsciente a relacionar los signos y síntomas con sus conocimientos más precisos. Esto les quita objetividad y menos precisión para un diagnóstico certero. Los padres, por el contrario, no están condicionados por lo que es "normal" o habitual en los niños, siendo totalmente objetivos con lo que perciben, aunque no puedan darle un nombre científico. No interrogar a los padres sobre la enfermedad de sus hijos es un grave error, pues ellos son quienes han percibido el mal desde sus comienzos y en todas sus manifestaciones. Pero ¿cuántas veces el médico ha pedido que los padres salgan de la consulta para realizar las exploraciones? No valoran su mejor fuente de información, creyéndose dotados de una sabiduría tal que no necesitan ayuda de ningún profano en la materia.

Pero los servicios de urgencia son aún peores, y eso que la mayoría de los ciudadanos consideran que allí les solucionarán rápidamente y con efectividad todos sus males. Si no hay nada grave, a casa de nuevo, pero con la advertencia de que vuelvan si notan "algo raro". El diagnóstico es de los padres, pues. Si la cosa está dudosa le indicarán que se quede "en observación", que es como decir que le dejarán en una cama, apartado de todos, para que la enfermedad se manifieste de forma tan clara que hasta un estudiante de primer curso de medicina sería capaz de diagnosticar. Lo de la UCI o la UVI, es parecido, pero con muchos tubos y monitores haciendo sonidos. Y eso si tiene suerte de que le atiendan facultativos con experiencia, pues la mayoría de esos médicos tan simpáticos que le atenderán en urgencias son facultativos en prácticas, o sea, sin experiencia médica. Cuando el miedo les invade, - "¡se nos está yendo!" suelen decir aterrorizados- entonces piden la ayuda a un experto que anda por ahí arriba, en planta.

Por eso, la mayoría de los enfermos que acuden a un centro de urgencias retornan a sus casas con un diagnóstico erróneo. Palabras como "alergia", "gastroenteritis vírica" (ahora todas son víricas, vaya usted a saber porqué), "crisis de angustia o ansiedad" (todos nos ponemos nerviosos ante una enfermedad súbita)", "dermatitis" o "migrañas", son solamente excusas adornadas de un nombre científico utilizadas frecuentemente por los malos médicos cuando no tienen ni idea de lo que le ocurre al enfermo.

No obstante, hay síntomas que siempre nos deben alertar y que obligan a acudir sin demora a los servicios de urgencia, solución mejor que llamar a un médico para que acuda a nuestro domicilio. Algunos ejemplos son: fiebre alta de súbita aparición, vómitos prolongados, expulsivos o con sangre, diarrea líquida de repetición, rigidez de nuca, estupor o somnolencia sin justificar, punzadas en un costado, mucosas violáceas, palidez súbita con mareos, convulsiones, dolor de cabeza intenso, visión borrosa, sangrado por los oídos, pupilas dilatadas, pulso débil, respiración dificultosa o entrecortada...

Aunque la mayoría de las veces las enfermedades infantiles son menos graves de lo que aparentan, lo que ahora le vamos a sugerir es que potencie el sistema inmunitario de sus hijos con estos consejos:

No esterilice obsesivamente los chupetes, tetinas, vasos y platos. Un simple lavado con agua del grifo y jabón común pueden ser suficientes para mantenerlos limpios de "gérmenes".

No le bañe con agua caliente. Emplee la ducha y séquele bien el pelo y los pies.

No le deje que se exponga demasiado tiempo al sol en épocas veraniegas.

Elija playas de aguas bravías y ligeramente frías. Las templadas y mansas aguas del Mediterráneo son menos favorables para la salud.

No permita que ande descalzo sobre suelos fríos. Sin embargo, el césped húmedo de la mañana es un placer para los pies descalzos.

En época invernal se pierde mucho calor por la nuca y los pies, así que estas serán las zonas más importantes para mantener abrigadas.

No le deje que beba agua directamente del frigorífico, ni siquiera en verano. Si lo hace, nunca con pajita, pues así llega directamente a la faringe, una zona especialmente sensible al frío.

Si no le queda más remedio que emplear antibióticos, hágalo el tiempo prescrito por el médico, ni más, ni menos. Si los retira antes de tiempo, se desarrollará una resistencia bacteriana, con lo cual la próxima infección será más difícil de resolver. Si los prolonga, o vuelve a utilizarlos con apenas unos días de descanso, su sistema defensivo estará sumamente disminuido y será presa fácil de infecciones más severas.

Nunca le bañe cuando tenga una infección o resfriado.

Mantenga su dormitorio perfectamente ventilado. A las bacterias y hongos les gustan los ambientes cerrados, húmedos y sombríos. Utilice siempre aspiradoras de agua, nunca la escoba.

No admita el término "enfermedades crónicas". Es solamente una palabra empleada por los malos médicos para justificar su incapacidad para curar. Deberían denominarlas "enfermedades no resueltas", como mejor manera de definir aquellas patologías que no saben resolver; pero esto sería reconocer su incapacidad como facultativos, algo que pocos médicos están dispuestos a asumir.

RELACIÓN DE ENFERMEDADES Y SU TRATAMIENTO NATURAL

Este apartado es quizá el más importante de todo el libro, ya que servirá de orientación a los padres, tanto en el diagnóstico de la enfermedad, como en la posibilidad de administrar un tratamiento alternativo. No obstante, no le estamos sugiriendo que se convierta en un médico con sus hijos, sino solamente que adquiera la necesaria cultura sanitaria como para no cometer errores. Haciéndolo así, cuando hable con su médico podrá explicarle los síntomas de la enfermedad con mayor precisión, valorando al mismo tiempo la sabiduría del pediatra. Tenga en cuenta que una facultad de medicina no hace a nadie más sabio, mucho menos cuando los libros se han aprendido a base de "empollar" y de suspensos reiterados. Del mismo modo que hay abogados que merecerían acabar en la cárcel por ineptos, también hay médicos así, e ingenieros, mecánicos, ebanistas, meteorólogos, políticos... Por eso no dé nunca un cheque en blanco a un médico, al menos hasta que deje constancia de su buen hacer y efectividad.

AEROFAGIA
(También, flatulencia, meteorismo)
Exceso de gas en el estómago o el intestino.

La mayoría de los gases que se forman por fermentación en el intestino grueso durante el proceso de la digestión, son eliminados normalmente mediante las heces. El gas formado en el estómago puede ser expulsado mediante eructos, mientras que la flatulencia intestinal se alivia por la expulsión de flatos.

Causas
En aquellas personas que tragan los alimentos con gran rapidez o son muy nerviosas, pasa una cantidad excesiva de aire al estómago. Por ello, en muchos pacientes neuróticos, la aerofagia es muy frecuente. Comer demasiado deprisa, no masticar suficientemente los alimentos o consumir hidratos de carbono refinados, son algunas de las causas más normales para que se forme gas. De igual modo, la carencia de **sal** en los alimentos produce con frecuencia forma-

ción de gases. Este nutriente desarrolla una alta presión osmótica que hace estallar los hidratos de carbono, permitiendo liberar su contenido en agua y favoreciendo la digestión. La carencia de sal en los alimentos, por tanto, solamente ocasiona malas digestiones y formación de gases, especialmente molestos en los niños.

La ingestión de bebidas carbónicas (refrescos y gaseosas) puede causar la distensión del estómago por gas, lo que genera una sensación de presión o plenitud que se intenta aliviar eructando. Si esto se consigue, hay un alivio temporal.

La aerofagia extrema produce disnea, palpitaciones, ahogos, dolor cardíaco y sensaciones similares a la angina de pecho. Suele estar producida por fermentaciones o putrefacción de las comidas ingeridas.

Tratamiento

Un tratamiento que suele dar muy buenos resultados, en los casos crónicos, consiste en hacer una dieta basada en copos de avena y manzanas cocidas. En los enfermos más leves, bastará con un régimen saludable en el que estén excluidos aquellos alimentos que el mismo enfermo sabe ya que le producen gases. Ponerse una cataplasma caliente en el bajo vientre entre las comidas es también de gran ayuda.

Entre los alimentos desaconsejados están las fresas, la familia de las coles y las legumbres poco cocinadas. Si quiere darle garbanzos, por aquello de que son muy nutritivos y saludables, le recomendamos que los cocine ampliamente e incluso que luego los deje reposar 24 horas en la nevera antes de comerlos. Pasarlos en puré es otro remedio muy adecuado.

Las infusiones a partir de anís, estragón, mejorana, **orégano** e hinojo son bastante eficaces en el tratamiento de la aerofagia. Otras hierbas a tener en cuenta son: la menta (digestiva), la manzanilla (calmante de los espasmos), la melisa (regulador nervioso), la angélica (digestiva), y el azahar (calmante) La milenrama y el perejil también son de gran ayuda.

AFTAS
Hongos bucales que se desarrollan por una infección.

Causas
En muchos casos una faringitis puede hacer que el hongo que en sí es inofensivo desarrolle pústulas bucales. También las alergias gastrointestinales suelen provocar aftas sobre todo en lactantes y casi siempre se deben a una deficiente alimentación, bien sea por mala calidad, preparación culinaria, defecto o exceso.

Los hospitales suelen ser un lugar importante de contagio, lo mismo que intercambiarse barras de cacao, chupetes o beber en el mismo recipiente.

Tratamiento
El tratamiento es sencillo y consiste en la ingestión de infusiones de salvia, tomillo, manzanilla, romero, y ortiga verde, según la sintomatología y respuesta del paciente. También el agua de arcilla para enjuagues es útil como primera medida.

Localmente, los toques de **Própolis** con miel, y

los lavados de boca con salvia y tomillo, son bastante eficaces.

Oligoterapia
Responden muy bien a los oligoelementos Cobreoro-plata.

Nutrientes
Levadura de cerveza y polen.

Homeopatía
Mercurius corrosivus CH6, Acidum Sulfuricum CH4, Kalium Chloratum CH4, Kalium Phosphoricum DH6.

ALERGIA
Hipersensibilidad del organismo ante determinadas sustancias.

Causas
Podríamos considerar a la alergia como una reacción del organismo ante la presencia de ciertos elementos o sustancias que en principio son inocuas para los demás, pero perjudiciales para él. Existen agentes alergénicos de efecto inmediato, los cuales estimulan la producción de anticuerpos específicos contra el invasor. Este contacto entre antígeno y anticuerpo parece ser que lleva a una activación de ciertas enzimas (por ejemplo, histamina), o al menos a un cambio en su equilibrio.

La reacción primera ante una sustancia alergénica es la liberación de la histamina, de la bradiquinina, la acetilcolina y algunas globulinas. Esta liberación,

153

totalmente necesaria para asegurar la supervivencia, paradójicamente produce asma, urticarias, trastornos gástricos y edemas, entre otros síntomas.

Entre las principales sustancias productoras de alergia tenemos el polen (principalmente de las flores y gramíneas), hongos, humo de tabaco, cosméticos, alimentos (chocolate, nueces, mariscos, fresas, cerdo, huevos, etc.), medicamentos, joyas, pieles, plásticos, metales, o a causa del calor, el frío o el sol.

Los medicamentos denominados como antialérgicos no poseen ninguna propiedad curativa, y están basados exclusivamente en un efecto sintomático. Tanto los antihistamínicos (que producen somnolencia), como los corticoides (que cronifican la enfermedad y tienen serios efectos secundarios) proporcionan un alivio momentáneo que en ocasiones es necesario, pero la solución de la enfermedad no puede venir con este tipo de medicación exclusivamente sintomática. La inmunoterapia, consistente en la aplicación vía subcutánea o sublingual de una "vacuna", obliga a un tratamiento de entre 3 y 5 años, pero sin garantía alguna de curación. Frente a estas terapias, la medicina alternativa ofrece mejores y más rápidos resultados, siendo muy notorios sus efectos a los pocos meses de tratamiento conjunto con fitoterapia y homeopatía.

Tratamiento
Entre las hierbas más eficaces están el helicrisio y el hisopo; esta última en forma de esencia para absorción sublingual. El grosellero negro, mirtilo, ortiga verde, pino marítimo, tomillo, serpol y sobre

todo la fumaria, son otras plantas de reconocida acción antialérgica.

También la ortiga verde, Equinácea, ginseng, milenrama y borraja.

Oligoterapia
La oligoterapia juega aquí un papel primordial, en especial el manganeso, el cual no puede faltar en el tratamiento base.

Nutrientes
Posteriormente, a la oligoterapia se ha de utilizar la Jalea real y miel con agua templada, como buenos suplementos antialérgicos. También la Quercetina y el huevo de codorniz liofilizado.

En las alergias al polen es imprescindible suministrar pequeñas dosis de polen oral en los meses que preceden a la primavera, ya que es el mejor tratamiento. Si se llega tarde, cuando la alergia ya está declarada, los resultados no son tan eficaces ni definitivos.

Homeopatía
Polen 15-30CH, Poumon histamine 15CH, Natrum muriaticum 6DH, Arsenicum iodatum 9CH. También Pulsatilla, Aconitum.

AMIGDALITIS
Inflamación aguda de las amígdalas, originada principalmente por bacterias.

Descripción
Es esta una enfermedad de comienzo súbito, con

escalofríos y en ocasiones fiebre de hasta 40°, que se da con mayor frecuencia en la infancia, ya que su sistema defensivo aún está sin formar y son estas glándulas las que primero defienden al organismo. A partir de los siete años, el niño suele contar con un sistema inmunitario eficaz y las amigdalitis se dan con menos frecuencia.

Suele existir malestar general leve, dolores de cabeza y quizá musculares, pero sobre todo dolor profundo al tragar, pudiendo estar inflamados los ganglios linfáticos.

Causas

Las causas en la mayoría de los casos se deben a un proceso bacteriano. La exploración es bien sencilla ya que aparecen a simple vista aumentadas de tamaño, unas veces solamente enrojecidas y otras con placas de pus. Solamente en casos aislados se suele encontrar membranas diftéricas. Las complicaciones que se pueden dar son la formación de un absceso periamigdalino, superación de los ganglios linfáticos, fiebre reumática, etc. De cualquier manera, y dado que tampoco se ha podido comprobar la relación entre amigdalitis y enfermedades generales, la práctica de extirpar las amígdalas sistemáticamente en los niños ha sido ya abandonada. Solamente cuando se declaran más de seis veces al año, con fiebres altas, es necesario cuestionarse la posibilidad de una intervención quirúrgica.

Un dato que no hay que olvidar, es que casi todos los niños pequeños tienen las amígdalas hipertrofiadas, algo totalmente normal e imprescindible, ya que su sistema defensivo no está formando. No hay que confundir ésta hipertrofia natural con una enfermedad.

Tratamiento

El tratamiento natural es similar a cualquier proceso infeccioso, aunque aquí la acción del **Própolis** es doblemente eficaz. Tomado en forma líquida o mezclado con miel, ejerce una acción general y otra local que contribuye a una curación más rápida. El Própolis calma los dolores, la fiebre y elimina la infección.

Las compresas calientes de linaza en la garganta y los gargarismos de salvia, manzanilla, menta piperita y zumo de limón, son dos remedios antiguos que aún conservan su eficacia.

Hay que evitar la humedad y el frío en cualquier parte del cuerpo, especialmente la garganta.

Plantas medicinales

Tomillo, grosellero negro y Equinácea.

Nutrientes

La carencia de hierro es una de las causas de amigdalitis de repetición por lo que deberán tomarse alimentos ricos en hierro como la remolacha, la melaza de caña o las lentejas, así como levadura de cerveza cultivada en hierro.

Homeopatía

Belladonna CH4, Apis CH4, Gelsemium CH4, Mercurius Solubilis CH6, Calcium sulfuricum CH4, Silicea CH4, Lachesis CH10, y Ferrum phosphoricum DH4.

157

ASMA

Disnea que se presenta en forma de ataque.

Causas

Estas pueden darse por causas externas, como por ejemplo al polen, alimentos, medicamentos o cosméticos, o bien a causa de infecciones respiratorias. Los cambios bruscos de temperatura, humedad, los ambientes sofocantes, el cansancio, determinados alimentos, ciertos fármacos, los disgustos, agudizan los síntomas. En estos enfermos los pulmones están muy distendidos y los bronquiolos obstruidos por abundante mucosidad. El silbido característico se produce por la dificultad que tiene el aire en pasar a causa de la estenosis y el estancamiento del aire residual. El asma suele comenzar después de una enfermedad respiratoria o después de la inhalación de un alergeno.

Es importante destacar la inconveniencia de utilizar de forma continuada inhaladores (por ejemplo, *ventolín*) para el tratamiento del asma, pues no solamente cronifican la enfermedad, sino que acortan sensiblemente la vida del enfermo aunque momentáneamente sienta alivio. Un bronquio colapsado o espástico no puede estimularse de forma continuada para que se dilate y pueda admitir aire. Esto es como golpear a un burro cansado para que siga trabajando. Momentáneamente lo hará y parecerá que todo está en orden, pero con el paso de los años padecerá una muerte temprana, después de muchos meses de incapacidad para llevar una vida normal. Cuando un padre admite que su hijo reciba durante meses o años este tipo de broncodilatadores le está condenando, de forma inconciente, a una futura mala calidad de vida. Los inhaladores que contienen terbutalina o corticoides, son igualmente perjudiciales a largo plazo.

Síntomas

Las molestias en el pecho, el silbido y la tos, pueden durar unas pocas horas (sobre todo de noche, entre la una y las tres de la madrugada) o prolongarse varios días. Una vez expulsado el moco el alivio es inmediato. Si el ataque es grave el enfermo puede volverse cianótico. La respiración en estos casos es superficial, solamente en la zona alta de los pulmones, y acompañada de fuertes sudores en la nuca.

Si el asma se declara entre los 10 y los 30 años, la causa pueden ser sustancias inhaladas. Pasados los 45 debidas a infecciones de repetición y en la primera infancia a causa de los alimentos, siendo los lácteos los principales causantes.

Tratamiento

El tratamiento natural proporciona muy buenos resultados, tanto en los casos agudos como en los crónicos y consiste en la administración de grindelia y drosera, en dosis mayores por la noche. La esencia de hisopo se tendrá en cuenta en las crisis agudas y se dará mediante absorción sublingual (13 gotas).

Otras hierbas utilizadas frecuentemente son la valeriana, pulmonaria, espino blanco, ortiga blanca, vara de oro, diente de león, tila, laurel, helenio, marrubio, tusílago y fumaria. Caso aparte son el helicrisio italicum y el pino marítimo, ambos con buenos efectos curativos. Algunos autores nombran

159

como eficaces el Ginkgo Biloba, la ajedrea, el cardo mariano, el agracejo, la menta y el llantén.

Los baños calientes de pies con arcilla tienen un efecto derivativo y son muy indicados en niños y personas débiles o ancianas.

La reflexoterapia bien aplicada alivia bastante los ataques más fuertes.

Hay que corregir el estreñimiento si lo hubiera, pues es un factor desencadenante de las crisis.

Los casos graves requieren hospitalización inmediata para la administración de oxígeno.

Oligoterapia

El manganeso, el calcio y el germanio orgánicos, serán el tratamiento de fondo imprescindible.

Nutrientes:

Alimentos con buenos efectos curativos tenemos a las pipas de girasol, los cacahuetes, las uvas, los berros, rábanos, las almendras y el apio.

Suplementos dietéticos restauradores son la jalea real y las vitaminas B2 y B-6.

Homeopatía

Arsenicum CH6, Antimonium arsenicosum CH4, Lobelia CH2, Hepar sulfuris CH4, Atropicum sulfuricum CH4 y Cuprum CH4.

BRONQUITIS
Inflamación del aparato traqueobronquial.

Causas

La **bronquitis aguda** es consecuencia de una infección y suele presentarse en invierno, habitualmente después de una infección de las vías respiratorias altas mal curada. También ocurre cuando la persona permanece mucho tiempo al aire libre, está debilitado o pasa de un ambiente muy caluroso a otro frío. Si se produce con frecuencia es síntoma de una disminución en las defensas, quizá minadas por dosis continuadas de antibióticos mal aplicados, o por infecciones repetidas y mal curadas de garganta. En los niños la aspiración de humos procedentes del tabaco también es causa de bronquitis de repetición. Del mismo modo, el suprimir la mucosidad nasal de manera brusca mediante sprays o nebulizadores, ocasiona el descenso del moco al aparato bronquial y el desarrollo rápido de una bronquitis aguda. Esto mismo ocurre cuando se humedece la habitación del enfermo mediante humidificadores, especialmente en las horas nocturnas, pues la humedad desplaza el oxígeno ambiental y crea, además, un medio idóneo para el desarrollo de las bacterias y hongos.

La **bronquitis crónica** (ya sabe que no existen enfermedades crónicas, sino enfermedades no curadas) no tiene porqué ser forzosamente de naturaleza infecciosa y tiene mucha más importancia el modo de vida, el ambiente de trabajo o familiar, la humedad continuada, y el abuso de broncodilatadores o antihistamínicos que atrofian la capacidad defensiva del bronquiolo. También la prolongada exposición al

161

sol en verano y el abuso de la inmersión en piscinas, son otras causas frecuentes. Suele ser una enfermedad que va unida a otras, como es el caso del asma, insuficiencia cardiaca o incluso la cifosis (chepa). El insuficiente desarrollo de la caja torácica en la juventud a causa del poco ejercicio, también es causa de bronquitis crónica.

En la bronquitis aguda hay un exudado mucoso, tos seca y molesta al principio, que posteriormente se hará más fluida y quizá descamación.

En las formas crónicas los bronquios han perdido elasticidad y, por tanto, la capacidad de expulsar el moco o el pus y hay hipersecreción de las células mucosas. Las células muertas y las bacterias se eliminan con dificultad y el drenaje depende casi exclusivamente de la tos, la cual por supuesto nunca se debe disminuir ni anular salvo que impida el descanso nocturno. En estos enfermos la capacidad vital está disminuida y suele darse con frecuencia casos de asma. En los casos más graves hay una disminución marcada de oxígeno y una retención de anhídrido carbónico.

La sintomatología varia sensiblemente en ambas formas y en los casos agudos suele presentarse después de un resfriado común mal curado. Hay algo de fiebre, malestar general, dolores de espalda, punzadas en el pecho y tos muy seca al principio. Al cabo de dos días se hace más fluida y se comienza a eliminar, al principio con una apariencia purulenta. La remisión se logra en cinco días, pero los casos mal curados se prolongan hasta tres semanas.

Las bronquitis crónicas leves son bien llevadas por el enfermo, notándose normalmente una agudización de los síntomas al levantarse o después de estar quieto algunos minutos, aunque lo normal es que la capacidad respiratoria esté bastante disminuida. No suele haber esputo ni expulsión alguna de moco, aunque en otros casos se puede expulsar incluso sangre y pus con mal olor, lo que daría lugar a un diagnóstico más serio. La aparición de disnea y crisis asmáticas obligará a tomar medidas más serias, ya que puede ser indicio de insuficiencia pulmonar obstructiva o neumonía.

Tratamiento

El tratamiento de la bronquitis aguda implica el reposo en cama, administración de líquidos y una dieta a gusto del enfermo. Las hierbas de elección son el eucalipto, drosera, grindelia, malvavisco, la amapola para sedar la tos fuerte, la pulmonaria, el tusílago, la violeta, la malva y sobre todo el llantén. El gordolobo y la raíz de loto, también dan buenos resultados.

Alimentos de especial interés son los puerros, los berros, los ajos, las patatas y las judías verdes. El cocimiento de higos secos en vino tinto o agua sigue siendo, no obstante, el mejor tratamiento para este tipo de afecciones ya que nutre adecuadamente, reconforta, relaja, suaviza la mucosa inflamada y es el mejor mucolítico natural conocido.

Para la bronquitis crónica pueden valer todas las medidas nombradas anteriormente, aunque existen otras plantas como el liquen de Islandia y la angélica que poseen, además, propiedades regeneradoras de los bronquios. La cola de caballo también tiene cualidades en este sentido.

Si el enfermo no puede ingerir alimento alguno, hay que tener en cuenta que cualquiera de las esencias balsámicas (pino, eucalipto, tomillo, etc.), se pueden absorber perfectamente a través de la piel fina, en inhalaciones o mediante los puntos reflejos de la reflexoterapia. Mantener los pies calientes y aplicar cataplasmas en el tórax y la espalda, son también valiosas ayudas.

Oligoterapia
Para estos casos es necesaria la utilización del germanio y el cobre.

Nutrientes
Los suplementos dietéticos para ambos casos son el ginseng, y en caso de infección se tendrán en cuenta el tomillo, la capuchina, la Equinácea y más que nada el Própolis. Si existe disnea o asma, la grindelia, la drosera y el sol de oro, son otras ayudas importantes.

El jugo de cebolla y ajo, incluso en sopa caliente, descongestionan los bronquios.

Homeopatía
Antimonium sulfuratum 9CH, Hyoscyamus CH4

COLESTEROL, Exceso de
Sustancia grasa presente en todos los tejidos animales, sobre todo en sangre, bilis y glándulas suprarrenales.

Causas

El exceso de colesterol no es una enfermedad en si, sino una consecuencia o alteración del metabolismo graso. Indispensable para el mantenimiento de numerosas funciones vitales, el colesterol debe estar presente en cantidades adecuadas en nuestro organismo, aunque un exceso puede ser síntoma de enfermedades funcionales.

Las enfermedades que causa el exceso de colesterol son bien conocidas e incluyen las cardiopatías, la arteriosclerosis, afecciones biliares e hipertensión. Suelen estar disminuidas las cifras de colesterol en las lesiones hepáticas graves y en las intoxicaciones por metales pesados. Si las cifras descienden bruscamente, el pronóstico de enfermedad hepática puede ser grave.

El colesterol LDL (Lipoproteínas de baja densidad), tiene como función orgánica llevar la mayor parte del colesterol, los triglicéridos, fosfolípidos y vitaminas liposolubles, desde el hígado al interior de las células. También es parte fundamental en la formación de la membrana celular, el metabolismo de la vitamina D, y en la formación de hormonas esteroideas, suprarrenales y sexuales. Se le denomina vulgarmente como "colesterol malo", aunque su presencia es imprescindible para la salud.

El colesterol HDL (Lipoproteínas de alta densidad), es el vehículo que transporta el exceso de colesterol circulante hacia el hígado, desde donde es expulsado por la bilis hacia las heces. Se le denomina como "colesterol bueno". Su función, no obstante, depende esencialmente del buen estado del hígado y la vesícula biliar.

165

Tratamiento

El enfermo deberá tratar el exceso del colesterol LDL, lo que implica un cambio radical en su modo de alimentarse. Tendrá que consumir pocas grasas animales, poca carne de mamíferos, pocos huevos y empezar a efectuar una alimentación lo más saludable posible, en la que no deben faltar los pescados azules como el salmón, atún, sardinas, boquerones o bonito. El ajo crudo o en cápsulas deberá utilizarse diariamente. La dieta baja en grasas debe matizarse, pues aunque hay que suprimir las grasas saturadas deberá aumentarse la proporción de poliinsaturadas, especialmente las presentes en los aceites vegetales, frutos secos y semillas en general.

Hierbas con buen efecto sobre el metabolismo del colesterol tenemos al muérdago, el espino blanco, la alcachofera, el abedul y la cayena. También el Gugulón (Commiphora Mukul), una oleoresina altamente eficaz que inhibe la síntesis del colesterol hepático y aumenta el caudal de bilis. La Garcinia Cambogia, un fruto tropical, posee igualmente indudables efectos benéficos para controlar el exceso de colesterol. Otros alimentos a tener en cuenta son el alpiste, las berenjenas, los berros, los aceites de semillas en crudo, y las manzanas.

Esencialmente, el colesterol solamente se regulará adecuadamente si existe una buena función hepatobiliar, por lo que, además de una dieta saludable, es imprescindible mejorar estas funciones si están deprimidas o sobrecargadas. Para estos casos el cardo mariano y el diente de león son la mejor opción.

En ocasiones no será necesario ningún tratamiento, pues aunque las cifras de colesterol suban esporádicamente durante una etapa de nuestra vida, debemos dar la oportunidad a que nuestro organismo lo autorregule. Solamente aquellas altas cifras, mantenidas durante más de seis meses obligarían a poner el tratamiento oportuno.

En medicina química se emplean estatinas, resinas, fibratos, exetibime y niacina, cuyos efectos secundarios son notorios y algunos de ellos seriamente preocupantes. La elevación de las transaminasas, insomnio, mialgias, e incluso alteraciones psíquicas como crisis de pánico, son habituales y seguramente aumentarán en el momento en que tengamos la suficiente casuística en millones de personas. Solamente el empleo de niacina, una de las vitaminas del grupo B, podría ser recomendable.

Oligoterapia
Entre los oligoelementos útiles son el Cromo y el Germanio.

Nutrientes
Suplementos dietéticos, además de los aceites de salmón, son la lecitina, la alfalfa, el aceite de prímula y el de borraja.
Suplementos vitamínicos muy útiles son la colina, el inositol y la vitamina E.

Flores de Bach
Olivo (Olea europea)
Regeneración. Para desconectar durante algún

tiempo con los problemas importantes, restaurando la vitalidad.

CONJUNTIVITIS (y otras alteraciones del ojo)
Inflamación aguda de la conjuntiva del ojo.

Causas
Los casos más leves son producidos por el viento, el humo y la polución ambiental. También existe una forma de conjuntivitis muy contagiosa, como es aquella que se declara en los meses de invierno, la cual está causada normalmente por neumococos y estafilococos. La enfermedad coincide con el fuerte viento, el polvo, el humo, la reverberación de la nieve, el resfriado, el sarampión o la exposición frecuente a la lámpara de cuarzo o la soldadura eléctrica. Otro tipo de conjuntivitis normal es la que se produce en las piscinas a causa del cloro, y la primaveral a causa de alergia.

Los síntomas son de lagrimeo, en ocasiones dolor moderado, abundante secreción de tipo mucoide, fotofobia intensa, picor, escozor y quemazón en los párpados. Pueden estar afectados ambos ojos, así como los párpados, los cuales se pegan durante el sueño. La conjuntiva de éstos está al rojo vivo y aparecen síntomas como de tener un cuerpo extraño en el ojo.

Tratamiento
El frío es algo a evitar por encima de otra cuestión, lo mismo que las corrientes de aire, el aire acondicionado directo y la luz intensa. El tratamien-

to externo consiste en la aplicación de compresas calientes de eufrasia, salvia y manzanilla dulce, al mismo tiempo que se realizan frecuentes lavados del ojo en su totalidad. Se realizará un colirio basado con extracto de Equinácea o Própolis (3 gotas de extracto en un frasco de colirio clásico), al que se puede añadir una pizca de sal marina. Se aplicarán 3 gotas del colirio cada 2 horas, hasta que se note alivio.

Otras hierbas que se pueden utilizar en compresas son el llantén, el hisopo (conjuntivitis alérgica), el meliloto, la cola de caballo, el serpol, la flor de saúco y la corteza de encina.

Por vía interna se tomará tres infusiones diarias de diente de león, boldo y fumaria. La Equinácea, bien sea en comprimidos o extracto, también deberá administrarse oralmente en dosis de 5 gotas cada cuatro horas, junto a la infusión de hierbas.

Otros colirios que pueden dar buenos resultados son los elaborados con infusión de pétalos de clavel, miel o perejil. Algunas personas utilizan el zumo de limón, pero la proporción con el agua debe ser muy baja para que no escueza.

Las cataplasmas de arcilla o perejil, también son muy efectivas.

Homeopatía
Aconitum CH4, Belladonna CH4, Euphrasia CH2, Pulsatilla CH4, Mercurius Solibilis CH4.

Otras patologías del ojo:

Fotofobia

Consiste en la intolerancia a la luz, especialmente al pasar de la penumbra a una zona iluminada, siendo habitual en personas que emplean frecuentemente gafas de sol o en quienes tienen deficiencia de vitamina A. Otros casos más serios son los producidos por traumatismos, conjuntivitis, glaucoma o quemaduras.

Problemas de refracción

Los más frecuentes son la **hipermetropía** que consiste en que el punto focal se encuentra detrás de la retina; la **miopía** cuando la imagen se forma delante de la retina; el **astigmatismo** en el que hay una refracción duplicada o distinta en los meridianos del ojo, y la **presbicia** o vista cansada que se da en los ancianos por una falta de adaptación a los cambios de enfoque.

En todos los trastornos de la refracción hay que ser prudentes antes de recomendar el uso de gafas o lentillas, ya que a veces son debidos a una graduación anterior errónea o a enfermedades que afectan al músculo ocular o su riego sanguíneo. Un niño que tenga un problema de refracción, si va acompañado de dolor en los ojos o sensación de visión nublada, requiere un estudio previo antes de graduar la vista. No obstante, siempre es beneficioso un tratamiento durante tres meses a base de Taurina, Luteína y vitamina A, nutrientes esenciales para el buen estado del ojo.

Traumatismos

Si el accidente ha ocurrido hace poco tiempo y no es grave bastará con lavar el ojo adecuadamente y extraer, si los hubiera, los cuerpos extraños albergados en la conjuntiva. En el caso de que no baste el lavado y se haga necesario el uso de algún extractor o limpiador, se puede utilizar un algodón estéril empapado o mediante la aspiración con agujas adecuadas. En cualquier caso es necesario disponer de una lente de aproximación o unas gafas de relojero para observar con detalle el ojo y no dañarlo aún más. Mención especial son los cuerpos extraños metálicos que puedan oxidarse al contacto con la humedad del ojo, ya que suelen dejar un anillo de herrumbre que es necesario eliminar.

En las contusiones de párpados quizá baste el tratamiento tradicional con hielo (nunca sin la protección de un trapo) o agua fría en las primeras 24 horas, pasando después a los fomentos tibios que faciliten la dispersión del hematoma.

Quemaduras

Es imprescindible acudir en estos casos a un centro de urgencia adecuado, aunque eventualmente se puede emplear agua esterilizada o en su defecto agua del grifo o de botella. Posteriormente hay que evitar la infección con alguna solución antibiótica (Própolis) y tapar con una venda.

En caso de quemaduras químicas el tratamiento de emergencia sigue siendo el agua durante 5 a 30 minutos, tratando de lograr que el pH del ojo sea neutro. Posteriormente el extracto diluido de

171

Própolis sigue siendo un buen remedio para calmar el dolor, desinfectar y regenerar los tejidos.

Alteraciones en el lagrimal

Puede declararse una estenosis por una anomalía congénita que aparecerá entre los 3 y los 12 años, lo que producirá un lagrimeo constante de un ojo, e incluso un rebosamiento hacia la mejilla. Si el exceso de lágrima se produce en adultos puede deberse a un problema inflamatorio del lagrimal poco importante, incluso producido por una infección nasal. Las infecciones oculares, la conjuntivitis, los resfriados y las alergias, son las causas más frecuentes de exceso de lágrima.

La carencia parcial de lágrima es habitual en niños muy pequeños y no suele requerir tratamiento salvo en los casos serios, y en ancianos. Un tratamiento conservador muy eficaz consiste en la toma diaria de aceite de Onagra y suplementos de vitamina A. De aplicar colirios o soluciones estériles hay que procurar que tengan poca cantidad de cloruro sódico y no contengan *timerosal*.

Blefaritis

Consiste en la inflamación de los bordes del párpado, el cual se encuentra rojo, con escamas y posiblemente con úlceras y costras. Suele estar producida por una infección bacteriana por estafilococos y en ocasiones por alergias y estar asociada a seborrea del cuero cabelludo.

El paciente refiere su mal como si tuviera presencia de un cuerpo extraño, con escozor y quemazón, siendo habitual que se caigan las pestañas y que haya

abundancia de lágrimas y fotofobia intensa. Los párpados se pegan durante el sueño y al despertar es
doloroso el proceso de despegarlos si no se emplea
agua tibia. También son frecuentes los orzuelos de
repetición.

El tratamiento consiste en corregir la infección
mediante compresas de manzanilla, eufrasia y própolis diluido.

Orzuelos

Se trata de una infección de las glándulas del ojo,
normalmente a causa de estafilococos. Los más habituales son los externos y pueden comenzar con dolor,
hipersensibilidad en esa zona del párpado, lagrimeo,
fotofobia y sensación de cuerpo extraño.

Al principio aparece una pequeña mancha amarilla y posteriormente se inflama y comienza la supu-
ración. Si el orzuelo se rompe el dolor desaparece y
el tratamiento es solamente conservador para que no
vuelva a infectarse. También se puede acelerar el
proceso cuando está madurando mediante la aplicación de compresas calientes de tomillo o eufrasia.
Una vez resuelto, se tomarán 5.000 U.I. de vitamina
A diarias durante un mes.

DERMATITIS

Cuando su médico le dice que usted padece "dermatitis", en realidad está admitiendo que no sabe la
causa ni la enfermedad real que padece en la piel. El
término es genérico y se refiere a una inflamación de
la epidermis, algo que el paciente ya ve y siente, sin
necesidad de que le pongan un apellido a su mal. Si
tenemos en cuenta que hay docenas de enfermedades
cutáneas que cursan con "dermatitis", como síntoma

173

más visible, no podemos admitir que esa palabra sea en sí misma un diagnóstico.

Dermatitis atópica:
Inflamación de la piel, con síntomas similares a la dermatitis por contacto, pero que no es causada por nada local.

Causa
Desconocida, pero suele ser normal en personas en estado de tensión o inquietos, así como en los sometidos a estrés. Se da con más frecuencia e intensidad en el otoño o el invierno y existen épocas de curación total.

Tratamiento
El tratamiento impone la curación del estrés mediante hierbas adecuadas, como son el eleuterococo, el hipericón, la damiana y la melisa. Una hierba que va especialmente bien es la zarzaparrilla. También es necesario suprimir la leche de vaca y aumentar la ingesta de ácidos grasos Omega 3 y 6.

Dermatitis por contacto:
Inflamación aguda o crónica, producida por sustancias que entran en contacto con la piel.

Causas
Aunque la piel humana está bastante bien elaborada para resistir agresiones continuas externas y puede aumentar su espesor o modificar su pH, si la agresión es muy intensa, algunas sustancias especiales son capaces de anular la capacidad defensiva de la piel, mucho más si el equilibrio del resto del cuerpo no es perfecto.

Las zonas especialmente sensibles a una dermatitis de contacto son el pelo, los ojos, los genitales, las axilas y la cara interna del antebrazo. Las personas pelirrojas o rubias, así como aquellos de carácter introvertido, son más propensas que el resto.

Una variedad infinita de sustancias puede provocar estas anomalías de la piel y entre ellas nos encontramos con los jabones, la acetona, metales, las plantas, las resinas de los árboles, las frutas ácidas, los antibióticos, los cosméticos, los tejidos, y la totalidad de las sustancias químicas. Incluso el agua, en ocasiones, pude producir una dermatitis. No obstante, como antes he dicho, tiene que existir una receptividad en el individuo para que se declare una dermatitis.

La sintomatología es bien sencilla de definir, ya que la aparición de prurito, vesículas, ampollas y enrojecimiento, coincidiendo con el contacto de un producto sospechoso, dejan bien claro el diagnóstico. El enfermo adulto es la persona más adecuada para averiguar el agente causante.

Tratamiento

El tratamiento debe ir dirigido a suprimir el agente causante y evitar las complicaciones. Hay que evitar que el enfermo se rasque profundamente y es vital impedir la infección. En una piel irritada, cualquier sustancia puede agravar el mal, por inofensiva que sea. Con frecuencia, el mejor tratamiento es dejar la piel al aire, sin aplicar nada. En niños pequeños es indispensable no lavarles con jabón hasta que estén totalmente curados.

175

Localmente se pondrán compresas templadas de manzanilla, Equinácea, bardana, malva o caléndula. El nogal y las semillas de lino también han sido nombrados por otros autores. Para suavizar la piel se aplicará aceite de almendras dulces. Una vez curada la dermatitis, se aplicará una pomada o loción a base de centella asiática, la cual restituirá la piel a su estado original.

Internamente se tomarán dos vasos de zumo de limón al día. Como infusiones útiles se tomarán en ayunas la bardana, el diente de león y el espliego.

Oligoelementos

El magnesio, el azufre y el manganeso serán la terapia de fondo.

Nutrientes

Suplementos dietéticos recomendables son la jalea real, el Própolis (también localmente), las perlas de ajo y la alfalfa, junto a la vitamina A.

Homeopatía

Sulfur CH5

Dermatitis seborreica:

Inflamación de la piel, de carácter bastante crónico, la cual guarda relación con la producción sebácea y que puede cursar con descamación.

Causas

Se produce frecuentemente en personas con piel oleosa y suele dar lugar a la formación de escamas, caspa, descamación del cuero cabelludo y picor. Aunque normalmente se circunscribe al cuero cabelludo, es normal que se disemine hasta la frente, cejas, cara e incluso el tronco. Los pliegues del cuerpo, sobre todo en personas obesas, también suelen verse afectados. Los lactantes también pueden acusarla, especialmente durante el primer mes de vida.

Tratamiento

El tratamiento debe ir en conjunto, tratando el componente psicológico, interno y local. Para ello, se evitarán en primer lugar los productos cosméticos antigrasa o anticaspa y se utilizarán lociones naturales antisépticas, ricas en ortiga, lúpulo o tomillo. Una dieta vegetariana, exenta de grasas animales es imprescindible.

Los lavados generales con agua o jabón de arcilla son necesarios, lo mismo que el tomar agua de limón frecuentemente. El componente nervioso se tratará adecuadamente con los productos antiestrés que conocemos (eleuterococo, hipericón, polen), más algún tranquilizante como el espliego o la melisa.

Una vez cada dos días y sobre todo para aclarar el pelo, se utilizará el agua de limón.

Como tratamiento fitoterápeutico se tomarán infusiones diarias de milenrama, salvia y tomillo, además de lo mencionado antes.

Oligoterapia

Oligoelementos de fondo son el azufre y el cromo, y el zinc para las disfunciones genitales.

Nutrientes

Vitaminas imprescindibles son la biotina, la B6, el PABA y la vitamina E. Si existe abundancia de caspa se tomarán suplementos de aceite de prímula y lúpulo. Para tratar zonas muy concretas y pequeñas la tintura de árnica da buenos resultados, así como el aceite de jojoba.

Para regenerar la piel, sobre todo en los lactantes, la centella asiática y la crisálida son el mejor tratamiento.

En los lactantes, la mayoría de las dermatitis están producidas por un lavado exagerado, así como por la inmersión diaria en agua caliente. Solamente con emplear simplemente agua tibia y dejar la piel al aire libre, sin protección, se solucionan la mayoría de los problemas.

Dermatitis del pañal:
Irritación con ardor y escozor de la zona que rodea las nalgas y los genitales. Puede extenderse al abdomen o a las piernas y agudizarse por el roce con la ropa.

Causas
Suele ser un problema tan habitual que se menosprecia el intenso dolor que sienten los niños afectados. Bien sea por el contacto prolongado con la orina y las heces, por la mala respiración de la piel a causa de los pañales o por lavar excesivamente la piel con agua caliente y jabón, lo cierto es que es un problema de salud que acompaña a la mayoría de los bebés.

Tratamiento
Como medidas esenciales, se recomienda no bañar en agua caliente todos los días al bebé afectado, restringir al máximo el uso de jabones empleándose solamente agua y dejar al aire la zona afectada el mayor tiempo posible. Por decirlo de otro modo, la *dermatitis del pañal* se cura quitando el pañal.

Durante la fase aguda de la enfermedad se deberá permitir que el bebé realice sus deposiciones al aire libre, sin la protección de ningún pañal, pues el aumento de oxigenación puede ser suficiente para que la piel restablezca el manto graso protector.

No aplicar nunca pomadas o aceites que contengan corticoides o antibióticos.

Para calmar rápidamente el dolor basta con emplear polvos de talco de caléndula o de hidrastis. Para la limpieza se empleará agua ligeramente templada, aunque es recomendable añadirle algo de Própolis, caléndula o saúco.

También se puede limpiar con agua y vinagre de sidra, aplicando después yogur natural o yema de huevo cruda.

Homeopatía

Rhus Tox en gránulos o diluido localmente.

ENURESIS (también, incontinencia)

Emisión involuntaria de la orina sin que el paciente lo perciba.

Es necesario diferenciar esta enfermedad de la incontinencia urinaria y reservar el término para aquellos niños que se orinan en la cama pasados los tres años de edad.

Causas

Las causas más comunes de enuresis infantil son de tipo emocional y suelen remitir al llegar a la adolescencia, aunque dado los problemas familiares y personales que esto causa, es necesario intentar la curación antes. Normalmente, el niño se orina en la cama por falta de tono en los músculos del esfínter y abdomen. Sería algo así como un deportista no entrenado. Otras causas de tipo orgánico son la fimosis, el clítoris adherente, la uretritis, infecciones de orina, parásitos, tuberculosis, alimentos muy picantes y excitantes de la orina, deporte excesivo o insuficiente, epilepsia, deficiencia mental o espina bífida.

Aunque la causa más común es el trastorno emocional o la falta de entrenamiento del esfínter, habrá que descartar otros motivos. Una manera es pedirle que vuelva a orinar después de haberlo hecho una primera vez, ya que así descartaremos un vaciamiento insuficiente de la vejiga.

Tratamiento

El tratamiento es sencillo pero no demasiado rápido en sus efectos. Hay que lograr que orine cada cuatro horas y que retenga la orina voluntariamente durante el día, para reforzar el músculo de la vejiga. Hay que insistir en que no debe orinar salvo cuando lo decida y que se contenga de vez en cuando, aunque sienta necesidad de expulsar. De esta manera, la zona muscular del esfínter se irá haciendo fuerte y podrá controlarla a voluntad. Todo ello realizado de manera suave, como un juego.

Nunca se le castigará si no lo consigue los primeros días y, sobre todo, nunca se le abochornará delante de nadie, mucho menos se contará su problema a sus amigos. Esto podría marcarle para toda la vida. El hipericón es una hierba de interés preferente en este problema.

Se suprimirá la ingestión de leche y líquidos cuatro horas antes de acostarse, aunque procurando que no pase sed. Un ligero deporte adecuado a su edad siempre le será útil, lo mismo que la reflexoterapia aplicada un poco antes de acostarse.

Baños de asiento calientes de cola de caballo también son de gran ayuda para tonificar la vejiga y hacer que la vacíe por completo antes de acostarse.

Plantas medicinales

Como tratamiento fitoterápico se puede dar el hipericón para calmar el estado depresivo que suelen tener y el llantén para suavizar la mucosa de la vejiga y tonificarla, así como la cola de caballo o la agrimonia.

La esencia de Ciprés frotada en la cara interna del antebrazo también es eficaz.

Hay que tratar de que tenga un sueño ligero los primeros días de entrenamiento y por ello beber bebidas de cola o café antes de acostarse le ayudarán a despertarse cuando sienta los primeros deseos de orinar. En el momento de acostarse son adecuados los masajes del vientre y la zona lumbar con aceite de manzanilla.

Oligoterapia

Las asociaciones de minerales especialmente útiles son el calcio, magnesio, el manganesocobre y el zinccobre.

Nutrientes

Las pipas de calabaza suelen dar buen resultado si se ingieren sin tostar, lo mismo que la cura de uvas en los niños debilitados, las semillas de cardamomo y el maíz natural.

Homeopatía
Belladonna CH4, Pulsatilla CH4, Equisetum CH2, Lycopocium CH6, Sepia CH6, Acidum phosphoricum.

Flores de Bach
Alerce (Larix decidua)
Autoconfianza. Indicada para lograr confianza y aplomo en los cambios, y para conseguir que los demás nos valoren. Para el sentimiento de inferioridad. Falta de confianza en uno mismo, pobre autoestima, pasividad ante las desgracias, complejo de inferioridad. Sensación de no servir para nada, de ser el peor de la clase o trabajo, y para quienes se dejan avasallar y abusar.

ESTREÑIMIENTO
Imposibilidad de eliminar las heces de modo fácil y frecuentemente.

Se trata de una enfermedad muy generalizada, especialmente entre la población femenina. A pesar de que puede ser causa de numerosos problemas de salud, no se suele consultar al médico hasta que el problema es crónico y difícil de soportar.

Aunque el organismo dispone de muchas formas de evacuar o eliminar todo aquello que no le es necesario y mucho más lo que le perjudica, (vías respiratorias, sudor, orina, linfa o lágrimas), la eliminación por vía rectal es casi siempre la más conflictiva. Si el estreñimiento dura ya varios días, el organismo trata de evitar la acumulación de más sustancias que puedan provocar una obstrucción, reabsorbiendo los líquidos y tratando de concentrar las heces a lo largo del intestino grueso. Por eso es normal que una persona aquejada de estreñimiento crónico tenga todo el colon lleno de heces.

Causas

El estreñimiento es siempre una enfermedad peligrosa a largo plazo, ya que el organismo reabsorbe los líquidos que no puede eliminar y muchas de las materias perjudiciales que contiene la materia fecal. Los trastornos que esta enfermedad causa son tan dispares que muchas veces pasan desapercibidos. Abarcan desde dolores de cabeza, mareos, intolerancia gástrica a los alimentos, hipertensión, sarpullidos cutáneos, varices, celulitis, etc. Todos ellos de procedencia tan vaga que es difícil relacionarlos con el estreñimiento. La enfermedad puede seguir avanzando, hasta llegar a lo que se denomina "colon perezoso", el cual es bastante normal en ancianos y enfermos en cama. Si se llega a este punto, la persona afectada incluso puede perder la necesidad de eliminar sus heces.

Las causas suelen ser básicamente tres: beber poca agua, no tomar alimentos ricos en fibra y no acudir al servicio al menos una vez al día. También se ha demostrado que el estreñimiento pertinaz en los niños pequeños y adolescentes tiene relación directa con el consumo de leche y lácteos; cuando éstos disminuyen, la enfermedad desaparece.

Tratamiento

El tratamiento deberá ser primeramente preventivo, en el sentido de tratar de ir todos los días al servicio, al menos a intentarlo. No hay que olvidar que

183

existen unos músculos que hay que educar y fortalecer, y unos reflejos que no podemos dejar dormir. El estreñimiento se comienza a generar en la niñez, ya que el niño siempre está demasiado ocupado jugando como para ir al servicio. Se aguanta una y otra vez, hasta que comienza así el círculo vicioso: las heces pierden volumen y líquido, el esfínter se hace poco sensible a la presión y las ganas de evacuar desaparecen. Sumamente importante es la forma de sentarse en la taza sanitaria, debiéndose intentar que las rodillas queden siempre más altas que la cadera. Si nos fijamos en un niño pequeño cuando está sentado en el orinal, nos daremos cuenta fácilmente de cuál es la posición correcta. Desdichadamente, los sanitarios para adultos no cumplen esta norma anatómica esencial. Para corregir el problema en parte, se recomienda situar los pies encima de algún objeto que los levante al menos 20 centímetros. Haciéndolo así conseguimos dos efectos: uno, relajamos los músculos rectales, y dos, ponemos a la ampolla rectal perpendicular al suelo, facilitando el vaciado.

Entre los alimentos útiles para corregir el estreñimiento tenemos a las ciruelas secas puestas en remojo la noche anterior, los copos de avena, las alcachofas, las peras, las uvas y los higos secos. También son útiles los ajos, almendras, naranjas (en ayunas), cebollas, puerros, manzanas, semillas de lino, el melocotón y los cacahuetes. Se prohibirán el chocolate, el té y el café, así como el exceso de carne, dando preferencia a una alimentación de tipo vegetal rica en fibra.

El salvado, así como el yogur, pueden incluirse en la dieta diaria, pero solamente son eficaces en estreñimientos leves o a largo plazo. De cualquier manera, hay que tener en cuenta que el salvado, al acelerar el tránsito intestinal, también provoca la evacuación de nutrientes importantes. El salvado es útil en su estado natural, con los alimentos. Cuando lo tomamos aislado, no siempre estamos haciendo un bien a nuestra salud. Quitarlo de los alimentos para después recomendar tomarlo por separado es algo difícil de entender.

Hierbas correctoras o preventivas son la malva, fumaria, fresno común, diente de león, violeta, ajenjo, albahaca, alholva, escaramujo, serpol, bardana, menta y salvia.

Para casos rebeldes se utilizarán con preferencia la cáscara sagrada y la frángula, ambas con una buena eficacia y apenas efectos secundarios. Se tomarán por la noche y si es necesario, una nueva dosis al levantarse.

Las populares hojas de sen (Cassia angustifolia), son irritantes mecánicas del intestino y, por tanto, muy perjudiciales en tratamientos prolongados, ya que dejan inactivo al intestino, lo paralizan, y la atrofia consecuente suele degenerar en cáncer con mucha frecuencia. Están, por tanto, totalmente desaconsejadas y solamente se deberán tomar en emergencias, cuando la obstrucción sea considerable. No obstante, ningún laxante, por suave que sea, se deberá tomar más de siete días seguidos.

Nutrientes

El magnesio es el mejor mineral para mejorar el estreñimiento, aunque suele tardar cuatro o cinco días en hacer efecto. También son útiles el polen, la levadura de cerveza y el aceite de oliva crudo.

De inmejorables resultados son los baños de asiento calientes, así como la reflexoterapia, siendo las medidas de elección en niños pequeños o personas debilitadas. No hay que olvidar beber mucha agua durante las comidas.

Homeopatía

Sulfur CH6, Bryonia CH4, Nux vomica CH4, Graphites CH4, Magnesium muriaticum CH4, Lycopodium CH6, Natrum muriaticum CH 3.

FIEBRE

Aumento de la temperatura corporal debido a un cambio patológico.

Se considera fiebre aquella temperatura que pasa de los 37,2 grados en personas en cama y de 37,5 en las que llevan una vida activa. Estas temperaturas se refieren a las axilares, ya que las rectales suelen ser entre 3 a 6 décimas más altas, lo mismo que las bucales. No obstante, es más importante saber la temperatura normal de una persona antes que analizar si en realidad la fiebre es importante o no. El enfermo deberá indicar al médico cuál es su temperatura habitual, que puede oscilar entre 35 grados a 37.

La fiebre superior a los 41° no suele deberse a procesos infecciones y son habituales en los golpes de calor.

Causas

La temperatura corporal solamente sube cuando fallan los mecanismos reguladores internos, situados básicamente en la hipófisis, aunque también existen en la nuca y los pies. Cuando el cuerpo produce más calor que aquel que puede evacuar mediante el sudor o la circulación sanguínea, aumenta la temperatura, siendo el escalofrío la primera señal de alarma. En situaciones normales, cuando la temperatura exterior es fría, el cuerpo deriva su calor al interior dejando la piel fría. Cuando el calor es muy intenso, es la piel la que absorbe el exceso de temperatura para que el interior del cuerpo permanezca estable.

Las causas más comunes de fiebre son aquellas de tipo infeccioso, en las cuales el sistema defensivo orgánico lucha por detener la enfermedad. Esta teoría, hasta ahora bien aceptada, no es enteramente fiable para algunos investigadores. Además de las enfermedades infecciosas, existe una gran variedad de anomalías que también producen un aumento de la temperatura, entre las cuales están: exposición al sol, ejercicio intenso, deshidratación, tumores, traumatismos, accidentes vasculares, leucemia o quemaduras. También en el infarto de miocardio, hemorragias, trombosis cerebral, hipersensibilidad a las transfusiones, anemias, fiebre reumática, eritemas, vacunas, parásitos diversos, etc.

Tratamiento

Lo esencial es tratar la enfermedad causante. Mientras esto se consigue es interesante mantener la temperatura corporal dentro de unos límites de bienestar.

La costumbre de sumergir a una persona con fiebre en una bañera de agua fría puede ser muy contraproducente y dar lugar a colapsos circulatorios. Si empleamos el agua como método deberemos sumergir al enfermo en agua que esté dos grados más fría que su temperatura e irla enfriando poco a poco hasta mantenerla en los 30-34 grados. Menos de esa temperatura, especialmente en invierno, puede agravar la salud del enfermo. No hay que olvidar hidratar al enfermo incluso cuando está en la bañera, aportándole agua bien fresca que deberá beber lentamente.

Otras medidas como las envolturas con mantas de lana o la sudación forzada, deben ser empleadas solamente por personas muy experimentadas. Todos estos remedios son válidos si la sensación es agradable para el enfermo, pero mal aplicadas pueden agravar la enfermedad (por ejemplo, en amigdalitis.) Otros remedios menores son la aplicación de bolsas de hielo en la frente (protegidas con un trapo), o el lavado continuo con agua fría de extremidades, nuca y frente. Bajo ningún concepto se utilizará alcohol para enfriar al enfermo, ya que es muy probable que pase al torrente sanguíneo.

Hierbas que ayudan a bajar la temperatura son el saúco, la equinácea y el cardo santo. En las infecciones bronquiales el eucalipto también sirve de ayuda.

Un remedio que nunca deberíamos olvidar es el aporte continuado de agua para beber, pues resulta comprensible que ningún calor, interno o externo, se puede apagar sin el preciado líquido. Del mismo modo, las comidas ricas en calorías se deben suprimir mientras dure la fiebre alta, siendo recomendable cierto ayuno, aunque son admisibles los zumos de frutas y verduras.

También resulta imprescindible destapar al enfermo, siendo más útil que duerma desnudo tapado con una simple sábana, que ponerle un pijama. El calor debe evacuarse con facilidad al exterior y una habitación ventilada es otro requisito imprescindible. Aunque antiguamente se tapaba enérgicamente a los enfermos febriles para que sudasen la enfermedad, esta práctica, además de molesta e inútil, es sumamente peligrosa.

Homeopatía

Ferrum phosphoricum CH6, Belladonna CH9, Kalium phosphoricum CH6, Kalium sulfuricum CH6, Natrum muriaticum CH6, Acónitum CH6.

GASTROENTERITIS

Inflamación e infección aguda de la mucosa del estómago e intestinos.

Esta enfermedad puede ser causada por ingestión excesiva de alcohol, laxantes irritativos, ingestión de metales pesados, alergia alimentaria, medicamentos diversos, fiebres tifoideas, disentería bacteriana, uremia o quemaduras extensas. Preferentemente, se utilizará este término para definir las infecciones del aparato digestivo por bacterias o virus, aunque actualmente se emplea con demasiada precipitación el término *gastroenteritis vírica* para definir cualquier diarrea, vaya o no acompañada por vómitos.

La ingestión unas horas antes de algún agente sospechoso suele bastar para establecer el diagnóstico y poner las medidas oportunas. No obstante, la apendicitis y el neo paralítico dan síntomas similares, salvo la diarrea intensa que no se produce.

Síntomas

Los síntomas comienzan rápidamente una vez ingerido el agente causante y se caracterizan por anorexia, malestar, vómitos, diarrea, espasmos intestinales y postración general. La diarrea puede ser muy intensa y contener incluso sangre y mocos. Si el cuadro es muy intenso la deshidratación y el shock aparecen enseguida. El enfermo puede caer rápidamente en un estado grave en el que no falta la carencia de potasio y un desequilibrio del sistema ácido-base. El ingreso en un centro hospitalario debe predominar sobre cualquier otro tratamiento.

Tratamiento

En los casos leves es aconsejable el reposo en cama y el primer tratamiento consiste en la administración de electrolitos por vía oral para prevenir la deshidratación. Inicialmente se dará una cucharada de líquido cada diez minutos, lo que evitará en un gran porcentaje de casos que lo vomite. Se puede añadir arcilla en polvo para que cese la diarrea o carbón vegetal si se sospecha una intoxicación alimentaria. La popular bebida *coca cola* es uno de los mejores antiheméticos (antivómitos) conocido, mientras que *aquarius* o *isostar* rehidratan con bastante eficacia.

Si el dolor abdominal no es muy intenso y el enfermo admite líquidos por vía oral, se le dará extracto de Harpagofito. No obstante, hay que tener en cuenta que la arcilla y los electrolitos son la base del primer tratamiento. Posteriormente, una vez cortados los vómitos y la diarrea, tomará infusiones de escaramujo, malvavisco, salicaria y tomillo. La bistorta es un buen antidiarreico y el Própolis ayudará a combatir la infección.

Nutrientes

El primer alimento que se puede administrar son las manzanas y los cereales bien cocidos.

GRIPE

Enfermedad respiratoria epidémica de origen vírico muy contagiosa.

Causas

Los vixovirus que causan esta enfermedad en el hombre son los conocidos como A, B y C, los cuales sufren mutaciones anuales y algunas de suma importancia cada diez años. El más habitual es el de tipo A y el más grave el B. Algunas epidemias mundiales han sido especialmente mortales para la población y las vacunaciones recomendadas por la OMS nunca han dado el resultado definitivo que se esperaba. La causa no está tanto en sus mutaciones próximas, sino en cepas que vuelven a ser activas después de algún tiempo y que ya han elaborado unas defensas muy eficaces. Además, un virus desarrollado en un determinado país cambia sus características cuando emi-

191

gra a otros lugares, por lo que las vacunas (elaboradas con las cepas originales) siempre tendrán una eficacia muy pequeña. Aun así, hábiles campañas publicitarias en los meses que preceden al otoño, con médicos que advierten de la nueva epidemia gripal que se avecina, son suficientes para crear una población asustada que demanda imperiosamente esa ineficaz vacuna.

No siempre aparecen bacterias junto a los virus y los anticuerpos generados apenas tienen una supervivencia de tres meses.

Síntomas

Tras una incubación de 48 horas, la sintomatología comienza por escalofríos y ligera fiebre. Después se declaran dolores musculares, de cabeza, debilidad, temblores, falta de apetito y, finalmente, postración fuerte. Son normales las alteraciones del aparato respiratorio con faringitis, tos, lagrimeo nasal y temperatura en aumento que puede alcanzar los 40 grados. Al desaparecer la fiebre la enfermedad remite, salvo una convalecencia que puede durar varias semanas. Si persiste la tos o la fiebre durante más de cinco días, quizá sea síntoma de complicaciones. La enfermedad puede extenderse entonces a los pulmones y producirse disnea, cianosis, esputos e incluso edema pulmonar. Los ancianos y personas muy debilitadas pueden morir si no se hace algo rápidamente.

El diagnóstico suele ser relativamente fácil en época de epidemias y, además, se puede distinguir del resto de las enfermedades respiratorias, ya que en éstas no se declaran dolores musculares intensos. Las recaídas son especialmente peligrosas, pues cogen al organismo debilitado y sin defensas. Una complicación bastante corriente es la neumonía bacteriana. También pueden darse, especialmente en ancianos, encefalitis, miocarditis y alteraciones hepáticas.

Tratamiento

El tratamiento es sencillo e incluye el reposo en cama que se prolongará durante al menos 48 horas después de pasada la fiebre y la administración abundante de líquidos, en especial zumo de limón con miel. Esta mezcla es un buen sudorífico (mucho más si le añadimos saúco), y aporta cantidades considerables de vitamina C y glucosa. En la fase aguda no se hace necesario otro tipo de alimentación.

La mezcla de la oligoterapia con el Própolis es tan extraordinaria que puede curar rápidamente la gripe y evita las complicaciones bacterianas, al mismo tiempo que acorta sustancialmente la convalecencia. Sin estos dos componentes la gripe seguirá su evolución habitual.

Oligoterapia

Como terapia imprescindible está el Cobre orgánico que si se administra precozmente hará remitir la infección en poco tiempo.

Nutrientes

Posteriormente, una vez desaparecida la fiebre, se tomarán comprimidos o zumo de alfalfa para restablecer las funciones digestivas, milenrama para curar el quebrantamiento muscular y polen como energético y preventivo de nuevas infecciones.

Homeopatía

Eucaliptus CH2, Aconitum CH4, Ferrum phosphoricum CH6, Bryonia VH3, Belladonna CH4.

HERPES

Erupciones cutáneas víricas que forman vesículas y descamaciones.

Causas

Se piensa que el agente causante es el virus Herpesvirus hominis, el cual se desarrolla cuando encuentra un terreno apropiado, como ocurre en caso de infección bacteriana o problemas emocionales. La exposición al sol excesiva, la fiebre, así como algunos medicamentos, son otros causantes del desencadenamiento de la enfermedad. Los herpes de labios son normales después de un trabajo de ortodoncia o dental. Esta afección se suele confundir con el Herpes Zoster, pero éste produce dolores mucho más intensos y se distribuye a lo largo de algún nervio. También hay que diferenciarlo de la varicela, la viruela, dermatosis con vesículas, erupciones por medicamentos y vulvovaginitis.

Si la infección es generalizada puede causar una viremia mortal, sobre todo en los lactantes. Si es producto de una complicación de un eccema, incluso puede ser grave también en los adultos.

Al ser una enfermedad contagiosa debe evitarse el contagio. Una complicación habitual es la declaración de un eritema generalizado.

Síntomas

Las lesiones suelen picar y en pocos días aparecen las vesículas, las cuales al secarse forman costras amarillentas. Se manifiestan en la boca, dentro o fuera, en los ojos y en los genitales. Al principio se nota solamente un ligero escozor o picor, apareciendo a continuación las pústulas de un tamaño entre 0,5 y 1,5 cm.

El herpes suele ser doloroso y permanece bastantes días en la piel, secándose por si solo. La curación empieza a los 7 días y se completa a los 21, aunque las recidivas son muy frecuentes. Las complicaciones cursan con anorexia, fiebre, irritabilidad y úlceras dolorosas.

Tratamiento

El tratamiento incluye el evitar la acción del sol, el uso de jabones o geles y practicar ejercicios de relajación emocional. La humedad perjudica las lesiones.

Localmente han dado buenos resultados las compresas de jugo de berros, fumaria, borraja, zarzaparrilla o cardo santo. También se puede hacer una mezcla de las más interesantes. Los baños templados de algas son especialmente válidos cuando el mal está muy generalizado. De manera muy local se pueden dar toques con extracto de Própolis o caléndula, ambos con muy buenos resultados. Internamente se tomarán infusiones de damiana, ulmaria, avena y melisa.

El apio y el ajo crudo son buenos remedios para evitar recidivas.

El *herpes labial*, es una afección que puede ser especialmente intensa y dolorosa si no se trata a tiempo. Las denominadas "calenturas" no son más que herpes benignos, los cuales constituyen manifestaciones de conflictos emocionales bruscos, fiebre alta, dormir poco después de un día especialmente agitado o también con mucha frecuencia por contagio directo con una persona afectada o por beber en lugares públicos con poca higiene. La sabiduría popular recomienda quemarlos con alcohol, mientras que los médicos utilizan las pomadas con antibióticos y en medicina natural se emplea los extractos glicéricos de Própolis. Al ser muy contagiosos hay que evitar el contacto directo con las personas.

Las *grietas* en las comisuras de los labios (médicamente se denominan queilosis), son también frecuentes y suelen ser bastante dolorosas, impidiendo abrir la boca para comer. Las causas pueden ser por carencias de vitaminas del grupo B (especialmente la B-2) o infecciones de boca por bacterias, hongos o virus. Lo mismo que en el herpes hay que procurar no manipularlas, desinfectarse previamente las manos si vamos a aplicar pomadas y emplear aceite de oliva para suavizarlas, aunque también da buenos resultados el aceite de Jojoba.

Oligoterapia
Se ha de utilizar Germanio orgánico.

Nutrientes
Suplemento imprescindible es la vitamina B12.
El Própolis por vía oral y la jalea real, son otras buenas terapias de fondo igualmente necesarias.

Homeopatía
Natrum muriaticum CH6, Kalium phosphoricum CH6, Silicea CH12.

HIPO
Consecuencia de un espasmo involuntario del diafragma.

Causas
Las causas más comunes suelen ser el beber agua muy deprisa, comer en abundancia o deprisa alimentos calientes, así como irritaciones crónicas del diafragma. Se produce en estos casos una irritación de los nervios eferentes que controlan los músculos de la respiración. Son frecuentes en la pleuritis, neumonía, uremia, alcoholismo, embarazo, pancreatitis, irritación urinaria y hepatitis.

Tratamiento
Entre los remedios más recomendados, aunque todos pueden fallar, están:
Presionar la zona podal correspondiente al plexo solar, esto es, la zona situada en medio de la parte carnosa de la planta del pie.
Comer un poco de pan seco.
Beber un vaso de agua poco a poco.
Inspirar profundamente, retener el aire lo más

197

posible y expulsarlo poco a poco.

Respirar en un medio rico en CO_2, como una bolsa de papel.

Presionar los globos oculares al mismo tiempo.

Tragar un poco de hielo picado.

Poner ambas manos a los lados del cuello.

Masajear la columna vertebral.

Sonarse la nariz.

Presionar con la mano la boca del estómago.

Homeopatía
Acidum sulfuricum CH1, Belladonna CH4, Magnesium phosphoricum CH6.

INSOLACIÓN (y golpe de calor)
Fiebre por excesiva exposición al sol.

No por ser un problema frecuente hay que menospreciarlo, ya que es la causa de muchos fallecimientos, especialmente en niños y ancianos. Un día de campo, con juegos que nunca acaban y con un cielo descubierto de nubes, puede desencadenar con suma frecuencia una insolación en cualquier niño no debidamente protegido. La amplia y continuada sudoración ocasionada por mezclar sol y ejercicio, además de no contar con la protección de ropa blanca adecuada, son otras causas comunes del golpe de calor. Por la noche, la acción de los rayos infrarrojos es claramente manifiesta, con temperaturas corporales que pueden rondar con facilidad los 39°.

Síntomas
Ante una exposición prolongada al sol y además del eritema que se produce en la piel, hay una insu-

ficiencia circulatoria periférica y una vasodilatación profunda. La transpiración está disminuida, la piel seca, y son frecuentes los dolores de cabeza, la irritabilidad, los calambres y la tensión arterial baja. Cualquier niño que después de un día de playa o de campo se muestre irritable, cansado y con la cara enrojecida, puede haber acusado un golpe de calor que hace necesaria la asistencia médica de urgencia. Es importante no olvidar que incluso permaneciendo debajo de una sombrilla un día soleado los rayos ultravioletas llegan hasta nosotros, siendo mucho más intensos en la alta montaña nevada. Los bebés, de modo especial, nunca deberían permanecer desnudos en ambientes soleados, debiendo llevar siempre tejidos blancos amplios para crear un adecuado microclima en la piel.

Si la persona se halla angustiada, aturdida e incluso en estado de coma, es posible que las quemaduras producidas por el sol sean importantes aunque no se manifiesten en toda su intensidad hasta unas horas después, cuando la deshidratación sea más intensa. Puede existir fiebre de hasta 41°.

Tratamiento

Hay que evitar cualquier tipo de esfuerzo por parte del enfermo, darle cantidad abundante de electrolitos orales y mantenerle a la sombra en lugar fresco y ventilado. No administrar bicarbonato sódico. Si no hay posibilidad de ingresarle en un hospital se le envolverá en sábanas mojadas o se le sumergirá en agua primero templada y posteriormente enfriada, hasta que la fiebre se estabilice en 38°. No hay que hacerla descender más a base de agua muy fría o inmersión prolongada. Posteriormente reposo en cama en habitación ventilada, oscura y fresca. No administrar ningún medicamento y solamente darle toda el agua que necesite.

En insolaciones locales la patata cruda rallada, la pulpa del higo o la zanahoria rallada, son excelentes auxiliares. Para bajar la temperatura sin riesgo se darán infusiones frías de flor de saúco o cardo santo. Si existe peligro de colapso circulatorio se administrarán 10 gotas de árnica y 30 de hipericón.

Acudir al médico en la primera oportunidad para valorar las posibles secuelas.

Homeopatía
Belladonna CH9 cada diez minutos.

LOMBRICES (y otros parásitos intestinales como el Anisaki)
Las infecciones parasitarias intestinales más comunes son las producidas por: ácaros, oxiuros, anisakis y las solitarias (tenias). Con el fin de diferenciarlas, he aquí alguno de los aspectos más importantes de cada una.

Ácaros
Se da con frecuencia en lugares cálidos y húmedos. Se contagia por la boca y se puede detectar en las heces, aunque en raras ocasiones también se expulsa mediante el vómito. Puede haber fiebre y obstrucción intestinal, así como cólicos, diarrea y síntomas de apendicitis falsos. Las complicaciones

producen obstrucción del intestino y conductos biliares.

Oxiuros

Se centra principalmente en los niños de cualquier clima. Se contagia por la boca y se detecta en la piel perianal. Los síntomas son de picores anales e incluso convulsiones, pudiendo extenderse a toda la familia.

Solitaria

Se contagian por boca y se detectan mediante la presencia de los huevos en las heces. Las carnes de cerdo, oveja o pescado de aguas frías, son las mayores portadoras de ella. También se pude dar por consumo de huevos infectados. Los síntomas son diversos, según el gusano, y abarcan desde diarreas, mareos, debilidad, anemia y dolores abdominales, aunque puede ser también asintomática.

Anisaki

Parásito cuya larva causa una infección llamada anisakiasis. La enfermedad se produce por ingestión de pescados o crustáceos crudos, ahumados, salados, marinados, en vinagre o con escasa cocción, que son huéspedes intermedios de dichas larvas, siendo los mamíferos acuáticos y otros anfibios, reptiles o aves, los huéspedes definitivos de las formas adultas, en su aparato digestivo. La larva en el humano ulcera la mucosa digestiva. Los síntomas varían en función del lugar en el que el parásito asiente, pudiendo simular úlcera péptica, obstrucción intestinal, apendicitis, perforación u otros cuadros.

Tratamiento general

El tratamiento natural de los parásitos intestinales consiste en infusiones de tomillo, hipericón y eucalipto. Las comidas se pueden aromatizar con estragón. Una vez la enfermedad resuelta se puede utilizar infusiones de frángula para expulsar cualquier resto.

Nutrientes

El ajo crudo o en perlas, es el mejor tratamiento. Se puede complementar con zanahorias, pipas de calabaza, sandía, cerezas y papaya.

Las solitarias se pueden expulsar mediante cebollas, rábanos, nueces, fresas, ajo, pipas de calabaza y coco.

MUERTE SÚBITA (Prevención de)

Muerte sin causa reconocida.

La muerte súbita se considera dentro de los casos de fallecimiento naturales, aunque lo cierto es que no se sabe ciertamente las causas. Pudiera ser que se declarase en el corto plazo de una hora, dentro de la cual se deben dar todos los pasos de una agonía simple, incluso sin que el enfermo los perciba. Es más, suele ocurrir en niños aparentemente sanos, razón por la cual no se vela el sueño de ellos.

Aunque no existen estadísticas todavía de la frecuencia, sabemos que ocurre con mayor frecuencia entre el nacimiento y los 6 meses de edad y posteriormente, entre los 35-70 años, habiendo un predominio de los varones. Sin embargo, una diferencia marca ambos años, y es que en los adultos suele darse cuando existen enfermedades cardiovasculares previas (incluso sin diagnosticar), y en las cardiopatías arteriosclerósicas. En los niños, en cambio, no hay enfermedades y acontece preferentemente durante el sueño.

Ello nos mueve a una reflexión: Aunque en ambos casos la persona fallece repentinamente, las causas son muy distintas. Numerosos trastornos del ritmo y algunas formas de bloqueo cardíaco cursan con un riesgo elevado de muerte súbita en los adultos, lo mismo que la embolia pulmonar y enfermedades del sistema nervioso central como las hemorragias cerebrales y subaracnoideas.

En los lactantes y niños pequeños es raro que la muerte súbita esté producida por enfermedades infecciosas, especialmente las del aparato respiratorio. Las muertes súbitas en la infancia debidas a enfermedades cardiovasculares no alcanzan el 10%, y por lo general se trata de cardiopatías congénitas. Una proporción importante de tales defunciones infantiles no muestra ninguna causa evidente en la autopsia.

Sintomatología previa

Indudablemente, si existieran unos síntomas anteriores seguramente podríamos evitar la mayoría de ellas, aunque hay algunas consideraciones que podemos hacer. En los niños hay ya una corta casuística que enlaza los casos de muerte súbita con dos circunstancias: Una, posibles reacciones anafilácticas debidas a medicamentos, en especial vacunas y antibióticos, pero de difícil comprobación en las autopsias. Dos, el arropar a los bebés hasta más allá del cuello, generándose así una pobreza en oxígeno que termina por provocar un aumento en el CO_2. Este efecto se verá agudizado en los casos en que la habitación del bebé está siendo ambientada con humidificadores que también desplazan el oxígeno del lugar. De ocurrir esto, y aunque los padres del bebé hubieran acudido a comprobar el sueño de su hijo, nada extraño verían, pues la carencia paulatina de oxígeno proporciona una muerte lenta y dulce, en apariencia un sueño profundo.

Prevención

En los bebés ya es sabido que se recomienda actualmente la saludable medida de ponerles a dormir de lado, aunque nadie puede evitar que el niño se dé la vuelta varias veces durante la noche. Es también muy recomendable no ajustar las sábanas fuertemente para permitirle cierta movilidad, al mismo tiempo que se procurará evitar que el pañal ajustable le oprima fuertemente el diafragma, verdadero motor de la respiración. Como ya sabemos, los bebés respiran con este músculo que aísla el aparato respiratorio del digestivo, y un pañal sumamente ajustado le impedirá respirar, lo mismo que el taparles más allá del cuello.

OBESIDAD

Acumulación excesiva de grasa en el tejido adiposo.

Alteración muy generalizada en los países desarrollados, se da con mucha frecuencia en las personas mayores de 30 años, aunque ya va siendo normal encontrarla hasta en niños.

El obeso debe definirse en el espejo y nunca en la báscula, ya que si no lo hacemos así consideraremos obeso a un culturista y delgado a un maratoniano. Las tablas relativas a peso/altura no son adecuadas y es la persona afectada quien debe decidir si está obeso o no. Mientras su aspecto sea homogéneo y hasta cierto punto esbelto, no debe considerarse obesa y hay que dejar este término para casos de auténtica desproporción entre las diferentes partes de su cuerpo. Si el abdomen no es prominente, la cintura existe y las nalgas no acusan un volumen desproporcionado, nunca deberemos hablar de obesidad y solamente lo haremos de exceso de peso con respecto a un patrón estético.

Mucho más rebeldes y preocupantes son las obesidades localizadas, ya que la persona puede estar aparentemente delgada y poseer abundante materia grasa en alguna parte de su cuerpo, como suele ocurrir en las nalgas, muslos o vientre. Si a esto añadimos la celulitis, el deterioro estético es enorme y puede amargar la vida a quien lo padece.

El obeso auténtico suele acusar fatiga pronta, cutis grasiento, dolores reumáticos y pesadez de piernas, falta de aire, hipertensión, colesterol e incluso diabetes. El tórax suele estar comprimido por el exceso de grasa, lo mismo que el diafragma y esa acumulación producen falta de aire al menor esfuerzo. Ese problema genera también somnolencia diurna e incluso apnea durante el sueño. También hay un aumento del sudor después de las comidas y una mayor fricción en los pliegues cutáneos que abrasan la piel y son un caldo de cultivo idóneo para micro-organismos.

Causas

Se ha mencionado la herencia como factor más determinante, aunque lo cierto es que se heredan con mayor frecuencia los malos hábitos alimentarios. Entre las causas más conocidas están:

-Factores sociales, especialmente en mujeres. Se declara por igual en todas las clases económicas.

-Factores endocrinos y metabólicos.

-Factores psicológicos unidos a depresiones y pérdida de la autoestima. Hostilidad y desprecio hacia uno mismo con tendencia hacia la autodestrucción.

-Factores genéticos con un 80% de probabilidades si ambos padres son obesos.

-Factores del desarrollo, debidos al aumento del tamaño y número de adipocitos.

-Actividad física disminuida.

-Lesiones cerebrales.

En un principio se vio como culpable la excesiva ingesta de hidratos de carbono y con posterioridad a las grasas, pero si tenemos en cuenta el aumento de los obesos en el total de la población, a pesar de que se creen conocer las causas, el motivo no debe ser tan simple. Incluso se ha demostrado que las proteínas también se transforman en materia grasa y que las grasas de procedencia vegetal no crean obesidad. Es normal conocer personas que engordan con apenas 1.500 calorías por día y otras que consumiendo por encima de las 4.000 no ganan peso en absoluto.

Tratamiento

El tratamiento la mayoría de las veces es decepcionante, ya que aunque se consiga bajar de peso suprimiendo la ingesta de calorías, el obeso vuelve a comer al cabo de poco tiempo ya que la desnutrición le persigue. Mantener un régimen pobre en calorías durante algunos meses, es la mejor manera de contraer enfermedades serias a medio plazo, y esto es especialmente serio en niños. Los regímenes hipocalóricos son buenos durante períodos cortos, quizá solamente de fines de semana, pero nunca son recomendables más allá de un mes. Lo ideal es que la persona en cuestión modifique poco a poco sus hábitos de vida y realice una actividad física diaria y moderada. No hay manera de corregir definitivamente la obesidad con cambios bruscos, ni dietas drásticas. Cuando la obesidad se ha generado durante años, son necesarios bastantes meses para corregirla.

Hay que beber solamente agua o con zumo de limón, no consumir productos refinados y utilizar los integrales; no comer carne de cerdo ni de cordero, y la fruta mejor tomarla entre horas y nunca de postre. También es recomendable realizar al menos un día a la semana basado en ayuno parcial consumiendo solamente piña, fresas, o zumo de limón y pomelo. Por supuesto, el comer carne a la plancha no adelgaza en absoluto, como tampoco es recomendable suprimir la sal y los hidratos de carbono. Las grasas vegetales deben seguir presentes en la dieta, puesto que son imprescindibles para la salud. Bajo ningún concepto hay que seguir ciertas dietas consistentes en comer solamente carne de cerdo y embutidos (con el fin de provocar una cetosis), puesto que la salud se resentirá en un corto plazo. Nunca se deberán suprimir las frutas y verduras.

Alimentos especialmente recomendables:

1- Casi todas las verduras, especialmente achicoria, endibias, apio, acelgas, escarola, lechuga, pepino, puerros, nabos, espárragos o diente de león. También aptas por su mayor aporte energético: zanahorias, remolacha, tomates, coliflor, coles de Bruselas, brécol o berenjenas.

2- Frutas como las cerezas, las fresas, los limones, pomelos y la piña natural. También son adecuadas, aunque no poseen las propiedades adelgazantes de las anteriores: naranjas, mandarinas, manzanas, peras, melocotones y ciruelas.

3- Legumbres de vaina verde, como las judías y los guisantes, pero cocinadas sin carne o jamón.

4- Los germinados de soja o alfalfa. Constituyen un alimento completo y no engordan.

5- Los champiñones y setas, especialmente con ajos o cebollas.

Plantas medicinales

Entre las hierbas de reconocida acción tenemos a la familia de las algas, entre ellas la espirulina, fucus, laminarias y kelp, así como la garcinia cambogia, las cuales se deberán tomar con preferencia una hora antes de las comidas con abundante agua. Suelen producir sensación de saciedad, constituyen un alimento muy completo, aportan yodo que estimula el tiroides y actúan sobre el centro hipotalámico del apetito frenándolo, sobre todo la espirulina.

Otras plantas medicinales de buena reputación son: la malva, los estigmas del maíz, el abedul, la cola de caballo, los rabos de cereza, el marrubio, el té de roca, la ulmaria, el hinojo, la ortiga y la albahaca.

Nutrientes
El regaliz y el zumo de zanahoria, así como los guisantes, el perejil y la piña, son alimentos de buena fama como adelgazantes. La vitamina B-2 y los aminoácidos Tirosina y Fenilalanina, son otros buenos auxiliares a largo plazo.

Oligoterapia
Entre los minerales adelgazantes tenemos al yodo, calcio, magnesio y cromo. Mezcla muy adecuada de oligoelementos es la asociación zinc-níquel-cobalto.

ORZUELO
Infección localizada en las glándulas de Zeis o Meibomio del ojo.

Generalmente el organismo causante es el estafilococo y son frecuentes las recaídas. Habitualmente el origen está en una pestaña incrustada en el párpado, en una defectuosa higiene del ojo, o el contacto con elementos contaminantes.

Síntomas
Los orzuelos externos cursan con dolor, enrojecimiento y alta sensibilidad al roce o la presión. Habitualmente se unen a lagrimeos, fotofobia y sen-

sación de tener un cuerpo extraño. Los internos suelen ser más graves al estar afectadas las glándulas de Meibomio y el dolor y el edema son muy intensos.

Tratamiento

Los fomentos calientes con tomillo y Equinácea, suelen hacer madurar rápidamente los casos más leves. Nunca hay que tratar de presionarlos para expulsar el pus, puesto que el riesgo de infección es muy alto.

Es necesario efectuar lavados en todo el ojo con una solución diluida de eufrasia y Própolis a 36-40 grados de temperatura.

Nutrientes

En los orzuelos de repetición habrá que tener muy en cuenta las carencias de vitamina A y B2.

OTITIS

Infección bacteriana o vírica que se desarrolla en la parte externa o media del oído, pudiendo ir desde la forma aguda, a la supurada o crónica, empleándose este último término para aquellos casos en los cuales existe una perforación de la membrana timpánica. Es muy frecuente en niños entre los 3 meses y los tres años, habitualmente por la migración de bacterias desde la rinofaringe al oído medio, Las otitis crónicas se deben a traumatismos, sonidos fuertes o fenómenos de descompresión.

La sintomatología es muy dolorosa y persistente, agudizándose con fiebre, náuseas, vómitos y diarreas. Si se declara perforación hay secreción purulenta.

Causas

La otitis aguda externa es muy común después de nadar en agua dulce fría, o en la época invernal si nos exponemos a corrientes de aire fresco. En los niños pequeños es habitual por la inmersión del oído en el baño o por el mal uso de los bastoncillos de algodón. Por este mismo motivo, la limpieza cotidiana con estos utensilios termina por dañar seriamente la zona externa del oído, privándola, además, de la capa grasa que la protege y da elasticidad. Una mala información sobre higiene produce más casos de otitis en los niños que el frío invernal.

Durante los vuelos a gran altura, el buceo o los descensos bruscos de los puertos de montaña, se puede desarrollar una otitis media de carácter leve y transitorio. También son bastante frecuentes los forúnculos, las infecciones por hongos y los eczemas.

El tratamiento será de acuerdo a cada caso en particular, aunque hay que evitar el uso continuado de gotas óticas.

Otitis externa aguda
Tratamiento
Aplicación de cataplasmas de arcilla calientes en la parte posterior de la oreja. Irrigaciones calientes de manzanilla y llantén. La reflexoterapia podal

211

puede dar buenos resultados, aunque habrá que practicarla al principio con sumo cuidado, ya que la sensibilidad de la zona refleja es muy alta y puede dar reacciones desagradables.

Otitis media
Tratamiento
Irrigaciones calientes con llantén, caléndula, manzanilla o melisa. Algunos naturistas recomiendan aplicar ajo machacado en la oreja, aunque da mejor resultado la miel con Própolis o el extracto de Própolis aplicado con un algodón en el conducto auditivo.

En ambos casos, el remedio de elección es el aceite de oliva templado, más una gota de extracto de Própolis.

Forunculosis
Tratamiento
Se aplicarán cataplasmas de bardana, tomillo y salvia, alternándolas con hojas de col, cebolla rallada, patata cruda y lechuga cocida. La Equinácea por vía oral es el tratamiento de fondo imprescindible. En los casos rebeldes se dará cobreoroplata por vía oral. Otros autores recomiendan tomar infusiones de milenrama, borraja, bardana, diente de león, salvia, caléndula y tomillo serpol.

Otonicosis (hongos)
Tratamiento
En las enfermedades por hongos el extracto de bardana es el que mejor resultado proporciona.

Eczemas
Tratamiento
Suele producir fuerte prurito y aunque rebelde al tratamiento la centella asiática local es muy efectiva.

Impétigo
Tratamiento
Por vía externa la caléndula y el extracto de Equinácea son los dos mejores tratamientos. Internamente se tomarán suplementos de lecitina y germen de trigo, así como cobreoroplata.

Homeopatía
Belladonna 9CH, Arnica 4CH, Ferrum phosphoricum 4CH

PEDICULOSIS (También, piojos, ladillas...)

El agente causante es el Pediculus humanus que se desarrolla en el cuero cabelludo, o el Phthirius pubis (ladillas) en el pubis de ambos sexos. Algunas ocasiones se pueden extender a la barba, pestañas o cejas.

Los frecuentes y violentos rascados, el hecho de que varias personas lo padezcan o hayan padecido y la inspección del pelo, no deja lugar a dudas para el diagnóstico. Los huevos de las larvas se pegan al pelo y no es fácil desprenderlos, madurando en poco menos de dos semanas. El picor es fuerte y con frecuencia se desarrolla infección bacteriana a causa del rascado. Al ser una enfermedad muy contagiosa hay que tener en cuenta que ningún miembro de la familia debe utilizar la misma toalla del enfermo.

Causas

Es frecuente en colegios, guarderías y otras aglomeraciones humanas, y no depende esencialmente del grado de higiene. Se transmite por contacto personal, por objetos, peines o ropa. Los huevos suelen estar fuertemente unidos al pelo, aunque también se encuentran detrás de las orejas. Suele declararse igualmente dermatitis por rascado y declararse una infección superficial.

Tratamiento

El aceite de ajo y el tomillo, siguen siendo los dos remedios más eficaces para combatirlos. Otras soluciones son la aplicación local de esencia de canela y orégano, y en el caso de ladillas, el perejil machacado y mezclado con aceite de oliva suele dar buenos resultados.

QUEMADURAS

Lesión producida por contacto dérmico, químico o eléctrico.

La duración y la intensidad del agente causante son los que van a determinar la gravedad o levedad de la lesión. Al principio de la quemadura se produce un aumento de la permeabilidad capilar y la pérdida del plasma subcutáneo, lo que da lugar al edema, que no es otra cosa que la primera e inmediata maniobra defensiva del organismo. Si la quemadura no es fuerte la curación comienza inmediatamente gracias a las glándulas sudoríficas y la reepitelación de los bordes de la herida. En las heridas graves la curación es lenta y pueden quedar cicatrices enormes.

Las quemaduras solares pueden ser debidas a exposición prolongada o por una reacción de fotosensibilidad. La radiación solar varía sensiblemente según sea la época del año, la altitud y la climatología, existiendo de manera continuada una protección ante ellos mediante la misma atmósfera, en primer lugar, y mediante las propias defensas de nuestra piel. La misma contaminación ambiental es capaz de detener la mayoría de las radiaciones solares que pueden quemarnos.

En las playas y las piscinas el efecto de los rayos solares aumenta sensiblemente ya que el agua actúa como potente lupa amplificadora, lo mismo que la arena, por lo que en caso de niños pequeños, ancianos o personas de piel blanca, el peligro está presente aunque permanezcan a la sombra. También son muy sensibles al sol las personas pelirrojas, las rubias, los afectados por vitíligo y los albinos, además de personas que toman fármacos sensibilizantes, como los anticonceptivos.

Las quemaduras por electricidad son muy graves, ya que afectan más en profundidad que las otras y las causadas por productos químicos ocasionan necrosis de órganos internos. Una complicación en todo tipo de quemaduras es el shock que puede poner en peligro la vida del enfermo, normalmente a causa de un colapso. Así mismo, las complicaciones infecciosas pueden hacer grave una quemadura que en principio no lo era. Las quemaduras producidas por la electricidad pueden deberse a un aumento de temperatura de casi 5.000° aunque la mayoría de las veces solamente afectan a la parte externa de la piel y tejido subcutáneo. Si se trata de corriente alterna puede ocasionar también parálisis respiratoria y fibrilación ventricular. La mayoría de los hogares e industrias cuentan con diferenciales eléctricos que cortan la corriente cuando existe una derivación, por lo que cada vez son menos frecuentes estos accidentes.

Las quemaduras de primer grado afectan a la cara externa de la piel, en las de segundo se forman ampollas y está afectada la dermis y en las de tercer grado hay destrucción de todos los tejidos. En los casos graves baja la tensión sanguínea, el pulso es débil, las extremidades están frías, hay sudor frío y un estado mental de inquietud y delirio. Si esto ocurre, el tratamiento hay que instaurarlo de inmediato, ya que hay peligro de complicaciones graves.

Las de segundo grado pueden presentar ya ampollas eritematosas o blancas con exudado interno. También es sensible al tacto y sigue palideciendo cuando se las presiona.

En las de tercer grado no suelen darse ampollas y la superficie puede estar carbonizada o negra. En algunos casos la piel puede estar pálida o presentar un rojo fuerte por la presencia de hemoglobina subdérmica. Si está afectado el pelo se desprenderá al menor contacto.

Las que afectan al aparato respiratorio suelen estar ocasionadas por humo caliente, irritantes químicos o vapores. Ello produce una obstrucción del árbol respiratorio, edema bronquial y lesión de los capilares alveolares, lo que degenera en una insuficiencia respiratoria aguda.

Las quemaduras químicas se pueden deber a multitud de sustancias, sean de naturaleza ácida, alcalina, gases, fósforo o fenoles. El tratamiento es más complicado que en los casos anteriores y las lesiones pueden incluso progresar con el paso de las horas.

Tratamiento

Una quemadura cutánea ocasiona edema, pérdida de líquidos, aumento de la permeabilidad capilar y desnaturalización proteica. A nivel general puede haber shock, infecciones y lesiones en el aparato respiratorio, lo que convierte el problema en algo serio.

La gravedad de una quemadura depende esencialmente de la superficie afectada y la profundidad, y se considera que es leve cuando afecta a menos del 15% de la superficie corporal, moderada cuando no supera el 50%, grave cuando abarca hasta el 70% y muy grave si pasa de este porcentaje.

El tratamiento de las quemaduras leves consistirá principalmente en aliviar el dolor y evitar la infección. El mejor remedio sigue siendo los chorros de agua fría, evitando arrancar la ropa adherida a la piel. Una vez calmado el dolor se puede utilizar cualquiera de los siguientes remedios: aplicaciones de patata cruda rallada, zanahoria rallada o pulpa de higos frescos. Para suavizar la piel se darán aplicaciones suaves de aceite de hipericón. Una vez pasada la fase de dolor se regenerará la piel con compresas de consuelda, malva, o flor de saúco.

Las quemaduras de segundo grado se tratarán de manera similar, aunque habrá que tener especial cuidado en la infección consecuente. Para evitarlo, localmente se aplicará junto a las medidas anteriormente citadas Equinácea y Própolis, utilizándose también por vía oral en dosis suficientes cada dos horas.

Las quemaduras de tercer grado que no afecten a zonas muy extensas también se pueden tratar en el domicilio del enfermo, pero hay que administrar también cantidad suficiente de electrolitos y vitamina c, así como una dieta rica en proteínas.

Las quemaduras extensas requieren un tratamiento muy especializado y no son válidas para tratamiento en domicilio. En caso de que estemos lejos de un centro hospitalario adecuado procuraremos mantener el enfermo bien hidratado, sobre todo a los niños. La abundancia de agua, alternada con mezclas de electrolitos bien diluidos en agua, o la toma de zumos de frutas y verduras fríos, es imprescindible. Si la ayuda médica tarda en aparecer, es importante evitar las complicaciones de tipo infeccioso, pulmonar o cardiaco, vigilando especialmente la presión arterial. Para este fin hay que recordar la gran eficacia del espino blanco en las afecciones cardiacas y de la Equinácea en las infecciones.

Localmente, la centella asiática es el mejor regenerador de la piel, seguido de la caléndula y en aloe vera.

Algunos hospitales recomiendan como tratamiento de las quemaduras graves el uso de ventiladores dirigidos al paciente de forma directa. Si el enfermo se siente aliviado con ello, no parece en principio que halla inconveniente en utilizarlos. De cualquier manera, la habitación estará bien ventilada, fresca, humedecida y sin luz directa o sol.

Nutrientes

Cuando la enfermedad remita, habrá que dar suplementos adecuados de vitaminas, proteínas y jalea real.

Homeopatía

Belladonna CH8, Arsenicum CH4, Echinacea (tintura madre), Arnica CH4

RAQUITISMO

Trastorno del metabolismo óseo y mineral.

Causas

No siempre el raquitismo es una simple carencia de vitamina D, ya que hay muchos casos refractarios a la curación a pesar de tomar fuertes cantidades de esta vitamina.

De entre las vitaminas del grupo D, la más activa en forma pura es la D3 (colecalciferol), la cual se forma en la piel humana mediante la exposición a los rayos ultravioletas. Otra forma también activa es el ergocalciferol o vitamina D2, que se encuentra en alimentos vivos como la leche irradiada o las levaduras enriquecidas. Esta es la forma más asimilable de todas y la menos tóxica a largo plazo. La función de la vitamina D parece ser la de regular la absorción y metabolización del fósforo y el calcio, y una deficiencia en esta función provocaría el raquitismo, tetania y osteomalacia, según sea la edad del enfermo.

El hecho de que los pueblos de raza negra muy expuestos al sol también padezcan raquitismo, nos debe hacer pensar en que verdaderamente la deficiencia de vitamina D no es el único factor a tener en cuenta.

Síntomas

El raquitismo se percibe en los niños como una calcificación defectuosa de los huesos, un aumento en anchura de los cartílagos epifisarios y una reabsorción del tejido óseo en los casos más serios, ya que el calcio disponible se debe utilizar para otras funciones más vitales. A nivel general, el niño enfermo duerme mal, se le cae el pelo, se sienta y anda demasiado tarde, no se le cierran las fontanelas y se le deforman los huesos de las piernas y el tórax, dando lugar también a un abdomen prominente. Este último signo externo le puede hacer pensar a su madre que el niño come lo suficiente, ya que está gordo y le pone a régimen, lo que indudablemente agudizará la enfermedad. Los niños, ya sean gordos o delgados, coman comidas caras o baratas, pueden padecer raquitismo por igual.

En los adultos, la osteomalacia provoca una pérdida del mineral en la columna vertebral, pelvis y extremidades inferiores. Los huesos se reblandecen, se fisuran con facilidad y se curvan los huesos largos.

Tratamiento

En el tratamiento natural no se dan dosis altas de vitamina D3, ni de calcio, y en su lugar se hará un tratamiento progresivo de ambos nutrientes, en dosis pequeñas pero de gran biodisponibilidad. La alimentación, principal y mejor tratamiento de todos, se hará tomando con preferencia los siguientes alimentos: apio, berros, albaricoques, higos, nueces, almendras, espárragos, espinacas, champiñones, lechugas y puerros, pudiéndose reforzar en periodos cortos con el aceite de hígado de bacalao en forma de perlas. También son útiles las fresas, las avellanas, cacahuetes, cerezas, ciruelas, fresas o piña. La avena en copos será el desayuno a utilizar durante largos períodos.

En cuanto a las hierbas recomendadas están la alholva, el espliego, el romero y la ajedrea. La alfalfa ocupa también un lugar de elección al ser un alimento completo rico en calcio.

La vida al aire libre y el ejercicio que moviliza y fija el calcio en los huesos, serán el tratamiento imprescindible, ya que sin ejercicio físico el problema comenzará posteriormente.

Es importante señalar que los productos lácteos, a pesar de su riqueza en calcio y fósforo, no son adecuados en niños mayores de dos años, aunque se suele admitir el yogur.

Oligoterapia

Si se quiere reforzar la alimentación los primeros días se dará conjuntamente los minerales calcio, fósforo y sílice, complementados con algo de flúor.

Nutrientes

Pequeñas dosis orgánicas de vitamina D asimilada en levadura. También se recomiendan la dolomita y las cáscaras de ostra y huevo finamente trituradas.

Homeopatía

Calcium carbonicum CH4, Calcium phosphoricum CH4, Calcium fluoratum CH6, Sulfur CH6.

RESFRIADO

Infección de las vías respiratorias superiores de naturaleza vírica o bacteriana.

La sintomatología empieza por cosquilleo en la nariz y la garganta, estornudos y abundante secreción nasal que obstruye la nariz. No hay fiebre, aunque es normal la sensación de frío generalizado, quizá escalofríos y en algunos casos cansancio. La mucosa nasal se congestiona, está inflamada, y la respiración se hace difícil por vía nasal. Las complicaciones abarcan la inflamación de los senos nasales, la otitis media y la laringitis o amigdalitis.

Causas

Esta anomalía típica de los meses invernales es de tipo vírico, estableciéndose que puede ser originada por casi 100 tipos diferentes, lo que hace ineficaces a las vacunas. Es frecuente que se desarrollen posteriormente infecciones bacterianas oportunistas que complican la levedad de la enfermedad. Al revés que otras enfermedades víricas estacionales, su padecimiento no confiere inmunidad y suele desencadenarse en individuos predispuestos o que están expuestos a agentes irritantes, como es el humo de tabaco.

Síntomas

Los comienzos del resfriado son similares al sarampión, meningitis, tos ferina o gripe, por lo que no habrá que descuidar el tratamiento. La fiebre del heno también produce síntomas similares, aunque la frecuencia de los estornudos -mayor en las alergias- debe damos el diagnóstico preciso.

En los niños puede haber fiebre de hasta 39 grados, faringitis y traqueitis, con opresión torácica. En los casos complicados hay tos seca sin esputos, y se puede declarar posteriormente una bronquitis purulenta o un brote asmático.

Tratamiento

El enfermo guardará cama en un ambiente cálido y cómodo, pero no se emplearán ambientadores basados en humidificadores puesto que pueden agravar el mal en pocas horas. Tampoco se emplearán inhaladores nasales, descongestivos ni antibióticos, salvo decisión expresa del médico. Es imprescindible mantener al enfermo abrigado, especialmente en los pies. Si la obstrucción nasal es intensa se puede lavar la nariz con agua templada ligeramente salada.

Para cortar rápidamente la secreción da buen resultado la cocción de cebolla en agua y la infusión de flor de saúco. Con el fin de provocar una buena sudación lo mejor es el limón con miel, templados. Los vahos con hierbas balsámicas y los baños de pies con agua caliente enriquecida con esencia de pino o eucaliptos, suele dar resultados muy satisfactorios. Un remedio ancestral consiste en poner una cebolla partida por la mitad cerca de la cabecera de la cama y mantenerla una noche.

El tratamiento interno se puede hacer con cualquiera de las plantas siguientes o una mezcla de ambas: hidrastis, agrimonia, ajenjo, escaramujo, llantén, tomillo (imprescindible si hay fiebre) o eucalipto, y drosera, gordolobo y tusílago si hay tos. El Própolis se utilizará si hay riesgo de complicación bacteriana o en pacientes debilitados y con pocas defensas.

Son muy útiles los higos secos, los puerros, la alfalfa y las cápsulas de ajo crudo.

Homeopatía
Pulsatilla CH4, Ferrum phosphoricum CH6, Kalium phosphoricum CH6, Natrum phosphoricum CH6.

TOS FERINA (y tos en general)
Enfermedad bacteriana infantil contagiosa que cursa con tos aguda.

Aunque se puede declarar a cualquier edad, normalmente están más afectados los niños menores de dos años y una vez pasada la enfermedad suele quedar inmunidad para toda la vida. Si se declara con posterioridad a los cuatro años puede pasar desapercibida o ser confundida con un catarro.

Síntomas
Después de un período de incubación de dos semanas la bacteria invade el sistema respiratorio y provoca inicialmente estornudos, lagrimeo, poca fiebre y tos seca nocturna. Después se hace especialmente molesta por las noches en donde los ataques de tos se suceden casi sin interrupción y se expulsa algo de moco viscoso. Los lactantes que se tragan las mucosidades las suelen expulsar posteriormente mediante vómitos. La fase aguda se declara entre los 10 y los 14 días y se caracteriza por 5 ó 15 golpes de

tos seguidos de un quejido y una inspiración profunda. Los ataques fuertes ceden al cabo de cuatro semanas y ya entonces mejora mucho el enfermo, aunque no son raras las recaídas pasados algunos meses. La enfermedad dura entre 3 semanas y 3 meses y si no se trata adecuadamente puede haber una recaída.

Causas

El contagio se produce por aspiración en el aire de la bacteria B. Pertussis durante un proceso catarral, dejando de ser contagiosa a partir de la 3ª semana. Las complicaciones comprenden casos tan graves como la asfixia, convulsiones, bronconeumonía, enfisema o neumotórax. En algunos casos aparecen hemorragias cerebrales, en los ojos o en las mucosas a causa de los ataques de tos, siendo muy frecuente la aparición de una hernia umbilical.

Tratamiento

El tratamiento debe ser muy serio en niños menores de cuatro años, ya que la incidencia de muerte es bastante alta. Al ser una enfermedad muy contagiosa se impone el aislamiento total del enfermo. El tratamiento comprende el ingreso hospitalario en los casos graves.

Los casos leves requieren un moderado descanso en cama, aire limpio y comidas muy suaves y en poca cantidad. En los niños pequeños será conveniente sujetarles el abdomen con una faja y aspirarles el moco acumulado en la garganta. El aire húmedo con esencias balsámicas es de gran valor.

Son útiles las infusiones cada tres horas de eucalipto, malva, llantén, drosera y gordolobo. La amapola se dará por la noche para mejorar el sueño y disminuir los ataques de tos. No se debe emplear ningún producto que suprima radicalmente la tos.

De modo genérico, la tos responde perfectamente a la Drosera. Otros remedios son el vino o jarabe de ajo crudo, la miel, las cataplasmas de mostaza en el pecho, el caldo de cebolla caliente, las infusiones de tusílago, tomillo, regaliz o malvavisco.

Nutrientes

El Própolis y la jalea real, se darán en todos los casos y mucho más en la convalecencia.

Oligoterapia

El cobre.

Homeopatía

Ipeca CH4, Belladonna CH4, Magnesium phosphoricum CH6, Hepar sulfuris CH4, Arnica CH4, Drosera (Tintura madre).

CAPÍTULO 9

MEDICAMENTOS MÁS COMUNES Y SUS EFECTOS SECUNDARIOS

Todos los medicamentos, sin excepción, producen efectos secundarios a corto o largo plazo, y este efecto lo tienen independientemente de que hallan sido recetados por un médico, un farmacéutico o la vecina de al lado. La receta médica no le quita peligrosidad a ningún medicamento, pero en estos casos la confianza del enfermo se volverá en su contra, pues no tendrá en cuenta los síntomas negativos que con seguridad aparecerán, en la creencia de que "el médico sabrá". Ciertamente el médico debería saber la peligrosidad de los medicamentos, pero el problema es que les ha perdido miedo y cree que basta con un seguimiento superficial para minimizar los riesgos. Sin embargo, cuando aparecen los trastornos la mayoría de las veces es demasiado tarde, tal y como ocurre con los tratamientos de las enfermedades "crónicas", durante las cuales aparecen enfermedades mucho más graves que la propia enfermedad que motivó el tratamiento.

En lo posible, le recomendamos que utilice productos naturales para tratar a sus hijos, y cuando sea imprescindible emplear un medicamento se informe, incluso a través de Internet, de los efectos secundarios de los fármacos. Nunca le otorgue un cheque en blanco a su médico, pues quien pagará sus errores será usted, no él.

Analgésicos, antipiréticos, antiinflamatorios

Indudablemente las personas y los médicos han perdido el miedo a los analgésicos, utilizándose ya incluso en los niños pequeños y ancianos debilitados, e incluso en algunas ocasiones como preventivo, antes de que el enfermo los necesite. Este "no querer soportar" ni el más mínimo dolor, ocasiona una dependencia a los analgésicos similar a la drogadicción, generando muchas más enfermedades que aquellas que tratan de aliviar.

Aspirina: somnolencia, malestar estomacal, vómitos, dolor de estómago, mareos, confusión, hemorragias gástricas.

Paracetamol: contraindicado en afecciones renales y hepáticas.

Ibuprofeno: afecciones gástricas, estreñimiento, diarrea, gases o hinchazón abdominal, mareos, nerviosismo, pitidos en los oídos.

Opción natural: Belladona 4-6 CH, Aconitum 8CH, harpagofito, Uña de gato, sauce, equinácea.

Aerosoles broncodilatadores

Un bronquio afectado por un espasmo (un cierre) no siempre necesita una ayuda urgente, pues lo habitual es que en pocos minutos recupere su función y con ello llegue el oxígeno. Si le obligamos a dilatarse una y otra vez, llegará un momento es que nunca más podrá volver a funcionar por sí mismo; lo que indudablemente obligará a la utilización de por vida del medicamento broncodilatador, justo lo que el fabricante parece desear.

Aldobronquial, Ventolín, Terbasmin: al principio de tratamiento pueden aparecer náuseas, que desaparecen pasados unos días. Puede presentarse nerviosismo o insomnio, y temblor en las manos. Todos provocan dependencia (algo muy bueno para los fabricantes) y acortan la capacidad regenerativa de los bronquios, impidiendo poco a poco la posibilidad de curación. En ancianos les acorta la supervivencia.

Opción natural: aire frío, relax, aromas de hisopo.

Antiasmáticos

El asma parece ser una enfermedad denominada como crónica, pero la mayoría de las veces la cronicidad ha estado ocasionada por el propio medicamento que pretende aliviarla, o por una sustancia perjudicial que aún no ha sido definida. De cualquier modo, estos medicamentos deberían ser de uso restringido y esporádico, todo lo contrario a lo que estamos habituados a ver: enfermos dependientes en extremo de ellos a causa de un tratamiento y diagnóstico erróneos.

Corticoides: aunque necesarios en caso de urgencia, el tratamiento prolongado producirá, casi de forma irremediable, hipertensión, osteoporosis, raquitismo, retención de líquidos, atrofia muscular, hemorragias gástricas, disminución del sistema defensivo, insuficiencia renal y diabetes.

Cromoglicato: erupción cutánea y picazón (ronchas), hinchazón de la cara, los labios o los párpados. Contraindicado en enfermedad cardiaca, enfermedad renal o enfermedad hepática.

Ketotifeno: palpitaciones, incremento de la presión sanguínea, aumento de la sudoración, dolor de cabeza, náuseas, nerviosismo, temblores, vómitos, dolor de pecho, boca seca, calambres musculares.

Teofilina: vómitos, taquicardias, arritmias, crisis convulsivas, sarpullidos, hipertensión, cardiopatías, insomnio.

Opción natural: Arsenicum 6CH, antimonium 8CH, grindelia, drosera.

Mucolíticos y expectorantes
Aunque su capacidad para disolver el moco, con el fin de hacerlo más fluido, es muy pequeña comparada con los pacientes que utilizan los tradicionales vapores de eucalipto, se utilizan ampliamente en la mayoría de las patologías bronquiales. Una vez disuelto en moco es necesario favorecer su expulsión, nunca retenerlo por el uso de descongestivos nasales.

Fluimucil (Acetilcisteína): en ocasiones pueden aparecer reacciones adversas gastrointestinales tales como: náuseas, vómitos, diarreas, estomatitis y ardor epigástrico, así como cefaleas, tinnitus (zumidos), somnolencia y reacciones de hipersensibilidad acompañadas de urticaria, broncoespasmo (especialmente si se administra por vía inhalatoria) y, a veces, de fiebre.

Mucorex (Citiolona): exantemas, dermatosis.

Mucosán (Ambroxol): úlceras gástricas, diarreas.

Bisolvón (Bromhexina): puede producir, por vía oral, molestias gástricas y náuseas. Contraindicado en úlcera gástrica.

Opción natural: Flor de saúco, eucalipto, tomillo, higos secos hervidos.

Antibióticos

La administración prolongada de antibióticos, incluso cuando se cambie el medicamento, es uno de los grandes fallos de la medicina química. Como admitió Pasteur en su lecho de muerte a Hanemman, el descubridor de la Homeopatía, lo importante no es la bacteria, sino el huésped, el enfermo. Los antibióticos destruyen no solamente la flora intestinal, sino las defensas orgánicas, ocasionando reinfecciones severas y proliferación de hongos difíciles de combatir. Además las resistencias bacterianas suponen ya un mal endémico, por lo que cada vez se emplean dosis mayores de antibióticos, aumentando así los efectos secundarios. Todavía está lejos el que los representantes de la medicina química den prioridad al estado general del enfermo, que a la propia infección, fortaleciendo simultáneamente sus defensas y vigor, al mismo tiempo que intentan destruir al germen patógeno. La mayoría de los casos mortales se deben no a la propia bacteria, sino al debilitamiento general de las defensas orgánicas.

Amoxicilina: contraindicada en afecciones renales, infecciones gástricas, pudiendo producir con frecuencia urticarias, náuseas, vómitos, anemia, púrpura y sobreinfecciones difíciles de combatir.

Cefalosporinas: hay que usarlo con precaución en pacientes con historial de colitis ulcerosa, enteritis regional o colititis asociada a antibióticos. Así como en pacientes con insuficiencia renal. Son frecuentes el prurito, fiebre, eosinofilia, diarreas, náuseas, vómitos.

Eritromicina: suele ocasionar malestar estomacal, diarrea, vómitos, retortijones, erupciones en la piel, dolor de estómago, y más raramente cansancio extremo, dificultad para respirar e ictericia.

Josamicina: Se emplea con frecuencia en el tratamiento de la H. Pylori, pero ocasiona con frecuencia alteraciones hepáticas, digestivas (dispepsia, dolor abdominal, náuseas y vómitos), alteraciones neurológicas (cefalea y mareos) y dermatológicas (erupciones exantemáticas y urticaria).

Opción natural: Própolis, equinácea, tomillo, uña de gato.

Pomadas antialérgicas
Las afecciones de la piel, salvo aquellas ocasionadas por contacto, suelen deberse a problemas internos que se manifiestan también en la piel, lo que implicaría un tratamiento interno adecuado. Por desgracia, lo más fácil es recetar una pomada para aliviar el síntoma cutáneo, impidiendo así investigar y tratar el origen del mal.

Fenergán: Este antihistamínico compuesto por *prometazina,* tiene una acción puramente sintomática, no resolviendo la enfermedad. Con frecuencia, la causa del mal remite a los pocos días espontáneamente, creyendo el paciente que se debe al efecto de la pomada. Existe también en grageas.

Corticoides: Los encontrará bajo la denominación de *hidrocortisona, fluocinolona, dexametaxona, betametasona, clobetasol, triancinolona* y *fluocortina,* entre otros. Nunca utilice una pomada de corticoides más de 5 días. Su efecto, aunque muy rápido para aliviar los síntomas, es solamente paliativo y, a cambio, desvitaliza los tejidos, impide la cicatrización y deja la piel sumamente sensible ante la invasión de bacterias y hongos. Además, se absorbe parcialmente y pasa a sangre, ocasionando males de mayor envergadura.

Fenistil (Dimetindeno): Alivia los picores de la piel y se emplea en forma de gel o loción. Hay que evitar exponerse al sol durante su aplicación y puede irritar los ojos y mucosas.

Opción natural: Compresas de bardana, caléndula, aloe vera, avena.

Antihistamínicos orales
Todos los antihistamínicos orales, aunque se anuncien en sentido contrario, provocan sueño, por lo que debe tenerse este efecto en cuenta en casos de llevar a los niños al colegio. Tampoco solucionan la causa, pero al menos anulan la intensidad de los síntomas.

Polaramine (Dexclorfeniramina): ocasiona depresión, cansancio, somnolencia y molestias gástricas.

Mircol (Mequitazina): Sequedad bucal, vértigos, hipotensión, molestias gástricas. También hemorragias, fotosensibilidad, pesadillas, visión borrosa.

Variargil (Alimemazina): Está contraindicado en la insuficiencia hepática o renal, diabetes, hipertrofia prostática, coma, asma agudo y glaucoma de ángulo cerrado. Puede producir somnolencia. Se evitarán exposiciones prolongadas al sol, debido a que puede producir fotosensibilización.

Zytec (Zetiridina): Posee acción prolongada (hasta 24 horas). Puede producir mareos, cefaleas, agitación, sequedad de boca y somnolencia.

Paralergin (Astemizol): En general, se debe usar con precaución en los niños debido a que puede producirse una estimulación paradójica del sistema nervioso central. Se han observado casos de depresión respiratoria, apnea del sueño y convulsiones. Riesgo de efectos cardiovasculares. No se administrará en pacientes con la función hepática alterada.

Opción natural: Poumon histamine 8 CH, Pollen 15 CH, manganeso 4CH, esencia de hisopo perlingual.

Antialérgicos hormonales

En ocasiones los corticoides son la única solución en situaciones de emergencia médica (asma, alergias), pero se emplean con demasiada facilidad sin aportar simultáneamente un tratamiento curativo. Contraindicados para tratamientos superiores a siete días. Su uso como antiinflamatorio para traumatismos no está justificado.

Urbason (Metilprednisolona): Contraindicaciones absolutas son la diabetes, hipertensión, retención urinaria, úlceras gástricas e infecciones severas.

Antieméticos

Suprimir el vómito puede ser necesario en casos severos de deshidratación, o cuando el estado general así lo aconseje. Sin embargo, al principio es mejor facilitar la evacuación del contenido gástrico, especialmente cuando sospechemos que existe una toxina alimentaria o algún agente irritativo (alcohol, picantes...). La fiebre alta, por ejemplo, suele ser motivo de vómitos y deberemos sospechar de afección grave cuando la expulsión sea muy fuerte, e incluso con presencia de sangre. En estos casos, hay que acudir a un centro de urgencias.

Primperán (Metoclopramida): Produce con frecuencia somnolencia, agitación, fatiga, estreñimiento, diarrea, y en ocasiones movimientos involuntarios de las extremidades o de los ojos, espasmos en el cuello, la cara y los músculos de la mandíbula y cambios en el estado de ánimo (depresión).

Eucitón (Domperidona): No administrar nunca en lactantes. Salvo en estos pacientes, los efectos secundarios suelen ser leves, transitorios y reversibles con la interrupción del tratamiento. En ocasiones, no obstante, pueden darse casos de agitación, somnolencia, astenia y sedación. Ocasionalmente aparecen reacciones extrapiramidales como distonía

235

aguda, parkinsonismo, mareos, náuseas, diarrea o estreñimiento.

Opción natural: bebidas de cola, Ipeca 7CH, cocculus 8CH, jengibre.

Antitusígenos

Los antitusígenos solamente deberían utilizarse en casos de tos dolorosa y que impida el sueño. Habitualmente la tos es un reflejo que permite expulsar o mover sustancias o mocos que están adheridos en el aparato respiratorio y que deben ser expulsados cuanto antes. Solamente en aquellos casos de tos seca, improductiva, estaría justificado el uso de un antitusígeno por un tiempo corto.

Codeína: Este alcaloide del opio posee un efecto similar a la morfina, aunque más leve, siendo sus efectos secundarios más habituales las náuseas, mareos, somnolencia, malestar estomacal, vómitos, estreñimiento, dolor de estómago, sarpullido, dificultad para orinar. Deprime el centro respiratorio de la tos, por lo que puede ser grave en pacientes aquejados de asma, alergias, o dificultad respiratoria disminuida. Está contraindicado también en ancianos y lactantes.

Dextrometorfano: Aunque con una capacidad para deprimir el centro nervioso de la tos inferior a la codeína, sus efectos secundarios también pueden ser importantes. Esté alerta si advierte hipotensión, respiración lenta o superficial, visión borrosa, labios y uñas azulados, espasmos del estómago y los intestinos, náuseas, vómitos, estreñimiento, mareos o somnolencia.

Opción natural: Ipeca 7CH, agua templada con miel, tomillo, tusílago.

Descongestivos nasales

La destilación nasal es uno de los mecanismos que posee el cuerpo para depurar aquello que debe ser eliminado, entre ello las mucosidades. Es importante no reprimir este mecanismo de eliminación, pues de otro modo la enfermedad respiratoria se puede hacer grave o al menos más lenta de curarse. La destilación nasal tampoco debe forzarse sonándose fuertemente y de forma repetida, pues eso conduce a problemas en los oídos por aumento de la presión, además de generar atrofia en la mucosa nasal. Muchas de las personas aquejadas de sinusitis crónica o de vegetaciones, lo son por haber reprimido o maltratado su nariz.

Nebulicina, Utabón (Oximetazolina): Produce sequedad excesiva y quemazón en la nariz. Genera adicción y posiblemente excitación nerviosa. No utilizar en lactantes.

Opción natural: Lavados de nariz con agua templada que contenga un poco de sal y extracto de própolis. También se pueden hacer lavados con infusión de flor de saúco.

Colirios

Se emplean con demasiada rapidez colirios para aliviar irritaciones de la conjuntiva producidos por

237

agentes irritantes o frío. Su papel como descongestivos es rápido y suelen aliviar bastante. Desaconsejamos seriamente aquellos que contienen cortisonas o antibióticos, salvo enfermedad bien diagnosticada.

Visadrón (Fenilefrina): Ocasionalmente puede aparecer visión borrosa, picor, lagrimeo y dolor de cabeza.

Colicursi: Suelen contener antibióticos, analgésicos e incluso cortisonas. Solamente bajo estricta recomendación de un especialista.

Fluorvas: Contiene ácido bórico y corticoides, además de un vaso constrictor. No se recomienda su uso.

Opción natural: Para lavados inocuos del ojo recomendamos encarecidamente el uso de la planta Eufrasia, y en su defecto se puede utilizar Manzanilla dulce. Deben aplicarse a la temperatura del ojo y con una pizca de sal. Si le añadimos un par de gotas de extracto de própolis a un frasco de colirio elaborado con las plantas antes mencionadas, tendremos un extraordinario colirio para uso continuado.

Antiparasitarios

Las lombrices siguen siendo un mal muy extendido entre la población infantil, lo mismo que los piojos y las infecciones por ácaros. El Anisakis, presente en el pescado crudo, está adquiriendo ya características de epidemia. No son difíciles de eliminar, aunque requiere algo de paciencia hasta poder asegurarnos que no quedan larvas ni huevos.

Trilombrin (Pirantel): Pueden aparecer calambres, vómitos o diarreas. Vía oral.
Filvit (Permetrina): Vía tópica, incluso en forma de peine. Puede ofrecer resistencias al tratamiento e irritación cutánea.

Opción natural: Los parásitos internos responden muy bien a las infusiones de tomillo, las pipas de calabaza y las perlas de ajo. Los que se asientan en el pelo o la piel pueden eliminarse mediante una liendrera y la aplicación de vinagre o una infusión concentrada de tomillo.

Antisépticos
Indudablemente la piel debe ser desinfectada cuando existe una herida, lo mismo que la boca. Sin embargo, el tratamiento previo en la piel implica el lavado con jabón y abundante agua, mientras que en la boca hay que fomentar la producción de saliva que contiene agentes naturales (como la lisozima) que cicatrizan y desinfectan.

Oraldine (Clorhexidina): Puede ocasionar pigmentaciones irreversibles en el color del esmalte dentario. Su acción antiplaca a largo plazo no está demostrada, o al menos no sustituye al tradicional cepillado.
Agua oxigenada (al 3%): No utilizar para enjuagues bucales, ni lavados de heridas, pues puede ocasionar quemaduras. Cuidado con no aplicar en los

ojos. Su efecto desinfectante en muy débil.

Betadine (povidona iodada): Hay diferentes concentraciones, según sea para uso externo, bucal o vaginal. Realmente se trata de un sustituto de la tradicional tintura de yodo. Su uso prolongado puede dificultar la cicatrización e incluso pasar a la sangre generando iodismo. Es adecuado como preventivo de infecciones y manipulaciones.

Mercromina (Mercurocromo): Poco utilizado actualmente, se inactiva en presencia de heridas sucias. Las reiteradas aplicaciones disminuyen su eficacia y producen irritaciones cutáneas.

Alcohol (70%): es solamente preventivo y no debe emplearse en heridas abiertas por su efecto irritativo. También forma un coágulo que protege a las bacterias presentes.

Agua oxigenada: Su efecto desinfectante es muy pequeño, aunque se puede emplear para limpiar heridas y cohibir pequeñas hemorragias cutáneas.

Opción natural: En heridas, incluso dolorosas y sangrantes, la arcilla en polvo es un remedio extraordinario que calma el dolor, desinfecta, y drena el pus y las sustancias extrañas adheridas a la piel. También se puede emplear extracto de própolis diluido en agua templada, infusión de tomillo o malva, e incluso en quemaduras resulta útil por su efecto calmante y antiséptico la miel pura o el zumo de patata cruda.

ÍNDICE

OTROS TÍTULOS:

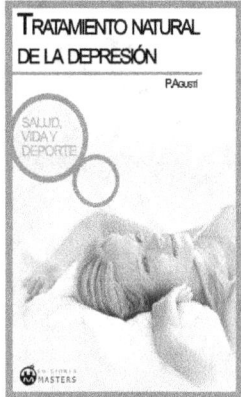

**TRATAMIENTO
NATURAL
DE LA DEPRESIÓN**

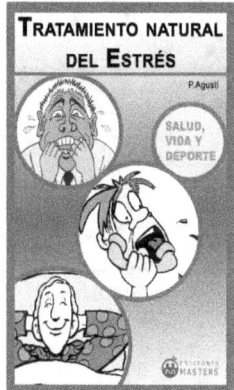

**TRATAMIENTO
NATURAL
DEL ESTRÉS**

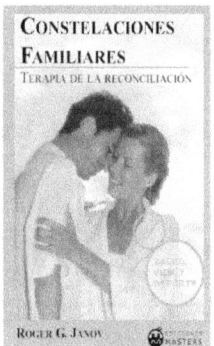

**COSTELACIONES
FAMILIARES**

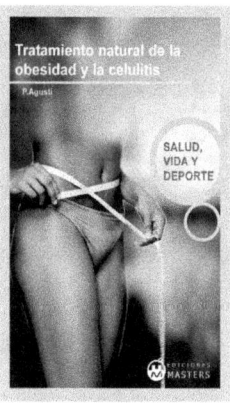

**TRATAMIENTO NATU-
RAL DE LA OBESIDAD Y
LA CELULITIS**

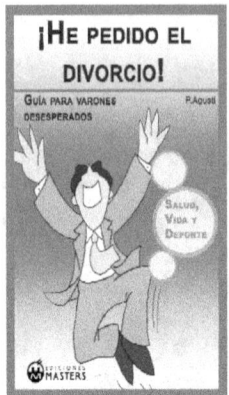

**¡HE PEDIDO
EL DIVORCIO!**
Guía para varones
desesperados

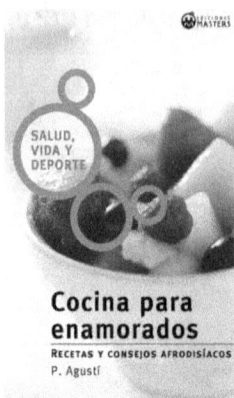

**COCINA
PARA ENAMORADOS**

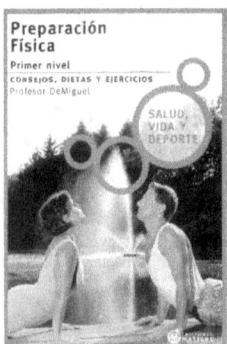

PREPARACIÓN FÍSICA
Primer Nivel

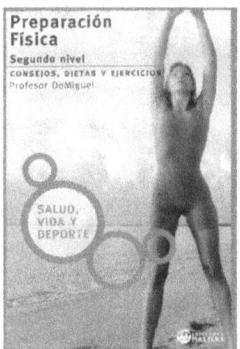

PREPARACIÓN FÍSICA
Segundo nivel

www.ingramcontent.com/pod-product-compliance
Lightning Source LLC
Chambersburg PA
CBHW070853290526
45795CB00001B/99